Neue Therapien mit Bach-Blüten

Das Buch

Neue Therapien mit Bach-Blüten stellt Dietmar Krämers entscheidende Weiterentwicklung der beliebten Therapie nach Dr. Edward Bach vor. Krämer ordnete die Bach-Blüten verschiedenen Hautzonen, den »seelischen Reflexzonen«, zu. Dadurch erreicht er eine deutliche Intensivierung ihrer heilenden Wirkung. Sein »Schienenmodell« verfolgt negative Gemütszustände bis an ihre Wurzel zurück. So können sie Schritt für Schritt und ganz ohne Nebenwirkungen aufgelöst werden. Ein weiterer Schwerpunkt von Krämers Neuen Therapien ist die Behandlung von Kindern. Durch anschauliche Fallbeispiele werden die Erklärungen in diesem Buch auch für Laien leicht verständlich.

Die Autoren

Dietmar Krämer, Jahrgang 1957, entdeckte bereits als Fünfzehnjähriger seine eigene Sensitivität. Weil er seine Fähigkeiten bestmöglich nutzen wollte, beendete er sein Physikstudium nach dem Vordiplom und absolvierte eine Ausbildung zum Heilpraktiker. Seit 1983 hat er eine eigene Naturheilpraxis. Er hält regelmäßig Vorträge und Seminare über die von ihm entwickelten Neuen Therapien. Er hat zahlreiche Aufsätze und Bücher zur Naturheilkunde veröffentlicht.

Anne Simons lebt als freie Sachbuchautorin und Journalistin in München. Im Mittelpunkt ihrer Arbeit steht die ganzheitliche Naturheilkunde. Sie veröffentlichte bereits sehr erfolgreiche Gesundheitsratgeber.

Dietmar Krämer / Anne Simons

Neue Therapien mit Bach-Blüten

Das Praxisbuch

Econ Taschenbuch

Erklärung
Die Informationen, die in diesem Buch vermittelt werden, sollen nicht die Hilfe eines Arztes oder Heilpraktikers ersetzen. Das Buch bezweckt, die Leser zur Gesundheitsvorsorge und Selbsthilfe bei alltäglichen Beschwerden anzuleiten. Die Autoren und der Verlag sind nicht verantwortlich für irgendwelche medizinischen Forderungen, die sich auf das präsentierte Material beziehen.

Econ Taschenbücher erscheinen im Ullstein Taschenbuchverlag,
einem Unternehmen der Econ Ullstein List Verlag GmbH & Co. KG, München
1. Auflage 2002

Die Ratschläge in diesem Buch sind von Autoren und Verlag sorgfältig erwogen und geprüft; dennoch kann eine Garantie nicht übernommen werden.
Eine Haftung der Autoren bzw. des Verlages und seiner Beauftragten für Personen-, Sach- und Vermögensschäden ist ausgeschlossen.
Umschlagkonzept: HildenDesign, München – Stefan Hilden
Umschlaggestaltung: HildenDesign, München – Tracey Bushman
Titelabbildung: Creative Collection Bildarchiv
Abbildungen im Innenteil: Illustrations by permission of AGM AGMüller,
8212 Neuhausen am Rheinfall/Switzerland, www.tarotworld.com

Satz: KompetenzCenter, Düsseldorf
Druck und Bindearbeiten: Ebner Ulm
Printed in Germany
ISBN 3-548-74051-0

Inhalt

Vorwort 7

Was sind Bach-Blüten und wie wirken sie? 11

Dietmar Krämers Weiterentwicklung von Bachs Blütentherapie 13
Das Schienenmodell 14
Entdeckung der Hautzonen 16
Bach-Blütentherapie bei Kindern 20
Zubereitung und Dosierung der Blütenmittel 22
Möglichkeiten und Grenzen der Selbstbehandlung 27

Die 38 Bach-Blüten 29

Agrimony · Aspen · Beech · Centaury · Cerato · Cherry Plum · Chestnut Bud · Chicory · Clematis · Crab Apple · Elm · Gentian · Gorse · Heather · Holly · Honeysuckle · Hornbeam · Impatiens · Larch · Mimulus · Mustard · Oak · Olive · Pine · Red Chestnut · Rock Rose · Rock Water · Scleranthus · Star of Bethlehem · Sweet Chestnut · Vervain · Vine · Walnut · Water Violet · White Chestnut · Wild Oat · Wild Rose · Willow

Die praktische Anwendung der Bach-Blüten bei alltäglichen Beschwerden 105

Fallbeispiele 105
Einsatz der Bach-Blütenmittel auf den Hautzonen 107
Vereinfachte Diagnose am Beispiel einiger ausgesuchter Hautzonen 108

Fälle aus der Praxis 118
Die Bach-Blütenschienen 122
Die äußeren Blüten 137
Register der Gemütssymptome 139
Weitere Möglichkeiten der Neuen Therapien 168

Anhang 171

Vortrag von Dr. Edward Bach am 24.9.1936 in Wallingford 171
Alphabetisches Verzeichnis der einzelnen Blüten mit ihren deutschen und lateinischen Bezeichnungen 180
Dank 181
Literaturverzeichnis 182
Bezugsquellen 183
Internationales Zentrum für Neue Therapien 185
Seminare 187

Vorwort

Als ich vor fast zwanzig Jahren vor meinem Examen stand, war ich eine unbeschwerte, junge Frau, die bis dahin von keinen körperlichen oder seelischen Beschwerden angekränkelt war. Zuversichtlich lebte ich vor mich hin, verfolgte zielstrebig mein Studium und war erfüllt von allgemeiner Lebensfreude und Optimismus. Kurz vor der Prüfung erlebte ich zum ersten Mal in meinem Leben eine extreme Verunsicherung. Das passiert zwar vielen Examenskandidaten, aber bei mir war es besonders schlimm: Ich konnte nicht mehr schlafen, hatte Anfälle von Herzrasen und verlor immer häufiger die Nerven. Wenn ich nur an die bevorstehende Angstsituation dachte, geriet ich völlig ins Flattern. Plötzlich war ich überzeugt davon, dass ich zu wenig wusste, mich unsterblich vor den Prüfern blamieren würde und ohnehin viel zu dumm war für ein anspruchsvolles Studium. Meine Freunde erkannten mich in dieser abgrundtiefen Verunsicherung nicht mehr wieder.
Glücklicherweise beschäftigte sich meine Schwester zu dieser Zeit mit den Bach-Blüten und verabreichte mir ein Fläschchen mit Elm und Larch und der strengen Anweisung, diese Tropfen regelmäßig viermal täglich einzunehmen. Ich tat's. Hatte keine Ahnung von Bach-Blüten, gab mir auch keine Mühe zu begreifen, was es damit auf sich hatte. »Schaden kann's nicht und wenn's hilft, umso besser«, dachte ich. Zum Glück! Denn ich gewann zusehends meine gewohnte Ruhe und Sicherheit zurück und absolvierte geradezu gelassen und souverän diese zuvor so gefürchtete Prüfung.
Nach diesem eindrucksvollen Erlebnis aber wollte ich wissen, was genau passiert war. Ich begann mich mit den Bach-Blüten, ihrem Entdecker und den entsprechenden Therapien zu beschäftigen und

verfolge seither die zu diesem Thema immer zahlreicher veröffentlichten Neuerscheinungen.
Dass die Bach-Blüten in den vergangenen Jahren auf immer stärkeres Interesse stoßen, ist wenig überraschend. Angesichts der manchmal hilflos wirkenden Symptombekämpfung der Schulmedizin, die oft zu starke Medikamente einsetzt und damit ihrerseits neue Krankheiten hervorruft, hat die allgemeine Technik- und Fortschrittsgläubigkeit in den letzten zwei Jahrzehnten stark nachgelassen. Viele Menschen suchen nach Alternativen zur immer noch verbreiteten drakonischen Behandlung von Beschwerden. Sie wenden sich sanften Heilmethoden zu, bei denen nicht nur einzelne Symptome kuriert, sondern die Ursachen einer Krankheit behandelt werden. Dabei wird immer deutlicher, dass die Natur uns in geradezu verschwenderischer Weise die Mittel zu unserer Gesundung – der physischen wie psychischen – anbietet. Wir müssen sie nur erkennen.
Dr. Edward Bach, ein schulmedizinisch ausgebildeter Arzt und erfolgreicher Wissenschaftler des 20. Jahrhunderts – er lebte von 1886 bis 1936 in England –, gehörte zu den Menschen, die den engen Rahmen von chemischen Formeln und zu einfachen Ursache-Wirkung-Prinzipien überwanden, sich auf die Sprache der Natur einließen und sie verstanden. Seinen überwältigenden Entdeckungen über die Wirkungen bestimmter Blüten auf die menschliche Seele verdanken immer mehr Menschen ihr geradezu wundervolles Heil-Werden aus schlimmen Zuständen.
Mittlerweile ist die Bach-Blütentherapie regelrecht in Mode gekommen, insbesondere in der New-Age-Szene, in der Edward Bachs Gedankengänge bereitwillig aufgenommen wurden.
Jeglicher Boom beinhaltet allerdings auch die Gefahr der Scharlatanerie. So konnte ich beobachten, dass es unter den vielen Büchern über die Bach-Blüten auch solche gibt, die keine neuen Erkenntnisse bringen oder Bachs ursprüngliche Einsichten nur unzureichend wiedergeben.
Ganz anders stellt sich die Auseinandersetzung des Bach-Blüten-Experten Dietmar Krämer dar. Offenbar mit ähnlichen sensitiven Fähigkeiten ausgestattet wie der große Vorläufer, hat er die Blü-

tentherapie im Sinne Bachs in entscheidender Weise vorangetrieben und weiterentwickelt. Die Lektüre seiner Bücher und die persönliche Begegnung mit Dietmar Krämer, der sich unermüdlich den Herausforderungen ganzheitlichen Heilens stellt, legen mir die Vermutung nahe, dass Bach, hätte er noch länger gelebt, möglicherweise zu den gleichen Erkenntnissen gekommen wäre wie Krämer.
Ich wünsche den Lesern dieses Buches, dass auch sie von seinen Erkenntnissen profitieren und im richtigen Gebrauch der Bach-Blüten eine beglückende Selbsterfahrung machen.

Anne Simons

Was sind Bach-Blüten und wie wirken sie?

Bei der Behandlung von erkrankten Menschen ging Bach von einer Vorstellung aus, die am treffendsten in seinem Ausspruch »Behandle den Menschen und nicht die Krankheit« zum Ausdruck kommt. Krankheit betrachtete er als »Korrektiv« des Körpers, der uns auf diesem Wege Fehler in unserer Lebensweise signalisiert und somit die Möglichkeit gibt, einen für uns günstigeren beziehungsweise den richtigen Weg einzuschlagen. Gesundheit ist für Bach die »vollständige Einheit von Seele, Geist und Körper«. Wenn wir auf die Stimme unserer Seele hören und ihr vertrauen, folgen wir unserem »höheren Selbst«. Dieses ist bestrebt, unser seelisches Grundkonzept, unseren Lebensplan, auch auf der materiell-physischen Ebene unserer Persönlichkeit zu realisieren und so Körper und Seele in Einklang zu bringen.

Bach fand aufgrund seiner außergewöhnlichen Sensitivität heraus, dass bestimmte Blüten die gleiche Schwingung wie seelische Grundzustände haben. Er legte sie sich auf die Zunge und erspürte, welche Symptome die Pflanze heilen kann. Diese Vorstellung mag zunächst – gelinde gesagt – merkwürdig klingen. Aber haben Sie schon einmal versucht zu ergründen, wann manche Melodien Sie so bewegen können, dass sie Ihnen Tränen in die Augen treiben? Oder denken Sie an die Farbtherapie, die sich der unterschiedlichen Schwingungsfrequenzen der verschiedenen Farben bedient, um mit ihnen sowohl psychisch als auch physisch Veränderungen herbeizuführen. Die Blütentherapie nach Bach ist mit wissenschaftlichen Methoden nicht erklärbar, aber sie wirkt.

Alles Leben ist Schwingung. Jede Zelle schwingt in ihrem eigenen Rhythmus. Ist es da so von der Hand zu weisen, dass auch Pflanzen ihre Grundschwingung haben, die mit bestimmten seelischen

Befindlichkeiten identisch sind? Dies jedenfalls ist ein durchaus plausibles Erklärungsmodell für die tiefgreifenden Veränderungen, die Menschen unter dem Einfluss bestimmter Bach-Blüten immer wieder erfahren: Deren Schwingung regt das positive seelische Grundkonzept im Menschen zu neuer Aktivität und Eigenschwingung an. Blockierende negative Gemütszustände werden umgestimmt und durch positive ersetzt. Die daraus resultierende seelische Ausgeglichenheit aber ist die Voraussetzung für die Aktivierung unserer Selbstheilungskräfte und die Stärkung unseres Immunsystems.

Dass Krankheit eine Folge von negativen Gefühlen und Einstellungen, beispielsweise von bohrendem Hass und lebenslanger Rachsucht, sein kann, ist seit altersher bekannt. Also ist es nur logisch, diese negativen »Gemütszustände« durch positive zu ersetzen und so die Krankheit zu vermeiden oder rückgängig zu machen.

Bachs Sprache wirkt heutzutage auf fast rührende Art altmodisch: Er spricht von »Seele«, »Tugenden«, von unserer eigenen »Göttlichkeit«, unserem »Höheren Selbst« und unserem »geistigen Zustand«. Und doch kann es vorkommen, dass man bei aller anfänglichen Befremdung über solche überholten Begriffe und Vorstellungen plötzlich von einer Sehnsucht ergriffen wird. Einer Sehnsucht nach dem Guten, das für Bach der Ausgangspunkt unseres Seins ist. Und wenn in Edward Bachs Lehre die Wahrheit steckt? Dann jedenfalls brauchen wir nur die richtigen Blüten zu ermitteln, die uns aus unserer Blockierung, aus unserer Sackgasse oder gar Verzweiflung herausholen, uns psychisch und seelisch ins Lot bringen können und uns wieder heil machen. Lassen Sie es auf einen Versuch ankommen. Es lohnt sich.

Dietmar Krämers Weiterentwicklung von Bachs Blütentherapie

Bach hatte die 38 Blüten[1], die seiner Meinung nach ein bestimmtes negatives Seelenkonzept verkörpern, in sieben Gruppen eingeteilt: Angst, Unsicherheit, ungenügendes Interesse an der Gegenwartssituation, Einsamkeit, Überempfindlichkeit gegenüber Ideen und Einflüssen, Mutlosigkeit und Verzweiflung, übermäßige Sorge um das Wohl anderer. Diese sieben Gruppen sind in Anlehnung an die von ihm entwickelten sieben Darmnosaden entstanden. Für die Blütentherapie haben sie jedoch keine zwingende Relevanz.

Neue Systematik der Bach-Blüten: innere und äußere Blüten

Dietmar Krämer entwickelte eine neue, praktikable Systematik. Er teilt die Bach-Blüten in zwei Gruppen ein: in innere und äußere Blüten.

Die äußeren Blüten behandeln negative Seelenkonzepte, die aus äußeren Einflüssen resultieren, also Folgen von Schock, zu hohen Anforderungen durch die Umgebung, Verletzung, Neubeginn, Klimawechsel u. ä. sind. Zu ihnen gehören Star of Bethlehem, Elm, Walnut, Gorse und Aspen.

Die inneren Blüten sind wiederum in zwölf Gruppen (Schienen) unterteilt, die mit den Meridianen der chinesischen Akupunktur korrespondieren und bei denen jeweils drei Blüten in einer bestimmten Abfolge zueinander gehören. In diesem Modell werden die Beziehungen der Blüten zueinander – und gleichzeitig die ihnen zugeordneten Gefühlszustände – berücksichtigt. Negative Gefühlszustände können die Folge von nicht behandelten anderen vorausgegangenen negativen Zuständen sein.

Krämer erkannte, dass bestimmte Blüten die oberflächliche Seite von viel tiefer gehenden Problemen behandeln und dass es bestimmte Gesetzmäßigkeiten in der Entwicklung von Negativzu-

1 Tatsächlich handelt es sich nur um 37 Blüten. Das 38. Mittel ist Rock Water: klares Quellwasser aus heilkräftigen Quellen.

ständen gibt. So entdeckte er, dass sich negative Gemütszustände auseinander entwickeln und es oberflächliche und tiefer liegende Gemütszustände gibt. Wenn man nämlich eine Blüte einnimmt, die einem tiefer liegenden Zustand entspricht, zum Beispiel Centaury, kommt es zur Verstärkung des darüber liegenden Zustandes, in diesem Fall Pine, und zwar umso stärker, je länger die Blüte eingenommen wird.

Das Schienenmodell

Mit dem Krämerschen »Schienenmodell« ist es möglich, negative Gemütszustände bis an ihre Wurzeln zurückzuverfolgen und Schritt für Schritt aufzulösen.

Eine Gruppe oder »Schiene« besteht aus drei aufeinander folgenden Blüten: der Kommunikationsblüte, der Kompensationsblüte und der Dekompensationsblüte. Sie stellen unterschiedliche Stadien eines negativen Prozesses unserer Gemütszustände dar.

Die *Kommunikationsblüte* verkörpert die Art und Weise, wie wir mit unserer Umgebung kommunizieren. Nehmen wir ein Beispiel: Ein Mensch, dessen Zustand dem der Blüte Centaury entspricht, verhält sich entsprechend seinem übergroßen Bedürfnis, anerkannt und geliebt zu werden. Er ist freundlich, hilfsbereit, höflich und stellt seine eigenen Ansprüche zugunsten anderer zurück. Treten in diesem Stadium Probleme auf, etwa dadurch, dass andere ihn leicht ausnutzen können, wird das Problem kompensiert.

Nun verhält sich die Person aggressiv und gereizt. Sie reagiert ständig überschießend und aus einer Abwehrhaltung heraus. Dies ist jetzt ihre einzige Möglichkeit, sich abzugrenzen: Aus einem chronischen Ja-Sager wird ein notorischer Nein-Sager. In diesem Fall ist die zutreffende *Kompensationsblüte* Holly.

Auf Dauer aber lässt sich das Problem nicht kompensieren und es folgt das Stadium der *Dekompensation.* Da die betroffene Person aus unserem Beispiel wegen ihres aggressiven und abwehrenden

Verhaltens die ursprünglich gesuchte Zuneigung nicht mehr erhält, wachsen in ihr Zweifel und Schuldgefühle. In dieser Phase, in der die Blüte Pine indiziert ist, herrscht der größte Leidensdruck.

In der Dekompensationsphase haben wir einen psychopathologischen Endzustand erreicht, der durch Grundbefindlichkeiten gekennzeichnet ist wie zum Beispiel Verzweiflung, Verunsicherung und Ziellosigkeit, physische und psychische Verkrampfung, Schuldgefühle, Realitätsflucht, zwanghaftes Denken und Handeln u. a.

Therapie bei chronischen Fällen

Wegen der oben beschriebenen Abfolge negativer Gemütszustände kann es bei der Behandlung chronischer Fälle, bei denen die Bach-Blüten über einen längeren Zeitraum verabreicht werden, allmählich zu einer Verstärkung bestimmter Zustände kommen, die anderen Blüten zugeordnet sind. Die Behandlung anhand der Schienen erfordert daher eine gründliche Befragung durch den Therapeuten, damit keine Blüte übersehen wird. Das therapeutische Erstgespräch dauert in der Regel zwei Stunden.

Verlauf der Behandlung anhand der Schienen

Für die Arbeit mit Schienen gilt ein Verlauf von »oben« nach »unten«. Das heißt, die einzelnen negativen Gemütszustände werden in der umgekehrten Reihenfolge ihrer Entstehung behandelt. Dabei müssen aber auch noch durch äußere Einflüsse bedingte Störungen aufgelöst werden, um mögliche, hierdurch entstandene Therapieblockaden zu beseitigen. Daher benötigen wir in der allerersten Blütenmischung sämtliche in Frage kommenden *äußeren Blüten,* insbesondere Star of Bethlehem. Des Weiteren gehören in diese Mischung alle ermittelten Dekompensationsblüten.

Im Laufe der Behandlung – meist nach drei bis vier Wochen – zeigt sich, dass einige der Dekompensationsblüten nicht mehr erforderlich sind. Nun werden sie gegen tiefer liegende Blüten, also die Blüten der Kompensations- und zuletzt der Kommunikationsphase ausgetauscht. Mit dieser Methode kann man die negativen Gemütszustände schrittweise in der umgekehrten Reihenfolge ihrer Entstehung beseitigen.

Solche Heilungsprozesse gehören ausschließlich in die Hände eines geschulten Bach-Blüten-Therapeuten. Dieser kontrolliert anfangs alle vier Wochen, später im sechswöchigen Abstand den Therapieverlauf, indem er den Patienten befragt und gegebenenfalls gestörte Hautzonen untersucht.

Behandlung akuter Befindensstörungen

Bei akuten Befindensstörungen genügt es, die im Augenblick benötigten Bach-Blüten so lange einzunehmen, bis sich das Problem löst. Dies geschieht meist innerhalb einiger Tage, höchstens jedoch binnen weniger Wochen. Nimmt man die Blüten wie hier beschrieben nicht länger als drei bis vier Wochen ein, braucht man die Beziehungen der Blüten zueinander (Schienen) nicht zu beachten, da die beschriebenen Effekte in der Regel erst nach diesem Zeitraum auftreten.

Entdeckung der Hautzonen

Bach hatte bereits bei bestimmten Beschwerden die Blütenessenzen auch äußerlich an der betroffenen Stelle aufgetragen und damit beachtliche Heilungserfolge erzielt.

Schon Bach setzte die Blütenmittel äußerlich ein

Bemerkenswert ist in diesem Zusammenhang der Fall, bei dem er einen ungefähr 50-jährigen Mann mit einem schlimm verstauchten Knöchel behandelte. Dieser war am Abend der Verletzung steif, stark angeschwollen und schmerzte. Der Patient war ein kräftiger, vitaler, willensstarker Mann, der gegenüber seiner Verletzung extrem ungeduldig war. Der von ihm vermutete Heilungsprozess von drei Wochen erschien ihm unerträglich lang, wie er auch sonst über seine körperlichen Bedürfnisse nach Ruhepausen rücksichtslos hinwegging und unfähig war, sich zu entspannen und zu erholen.
Bach verordnete dem Mann wegen seiner Ungeduld die Blüte Impatiens und wegen seines Drangs nach aktiver Betätigung sowie des Unvermögens, sich zu entspannen, die Blüte Vervain. Von beiden Heilmitteln gab man je zwei oder drei Tropfen in eine mit warmem Wasser gefüllte Schüssel. Eine mit dieser Flüssigkeit

getränkte Kompresse wurde um den verstauchten Knöchel gelegt und regelmäßig angefeuchtet.
Zu seinem eigenen großen Erstaunten konnte der Mann am nächsten Morgen seinen beruflichen Verpflichtungen nachgehen und war am Abend wieder ganz gesund.

Hautzonen als seelische Reflexzonen

Dietmar Krämers großes Verdienst ist die Entdeckung, dass alle Bach-Blüten bestimmten Hautzonen entsprechen, die man als seelische Reflexzonen betrachten kann. Hat man bei einem Patienten die Blüten ermittelt, die für Harmonie und Heilung sorgen, so kann man zusätzlich zur inneren Einnahme die wichtigsten aufgespürten Blütenmittel äußerlich in Form eines Umschlags oder einer Creme auf bestimmte Körperpartien auftragen und die Gesundung deutlich beschleunigen.
Tatsächlich erweisen sich die äußerlichen Anwendungen der Blütenmittel an den ihnen zugeordneten Hautzonen in fast allen Fällen als sehr viel wirkungsvoller als die alleinige innerliche Einnahme der entsprechenden Blüten. Vor allem körperliche Beschwerden lösen sich deutlich schneller auf.
Dank seiner herausragenden Sensitivität konnte Krämer erspüren, welche negativen Emotionen an gestörten Stellen der Körperoberfläche gespeichert sind. So ordnete er die Blüten bestimmten Hautarealen zu.

Geradezu historisch ist die erste Hautzonenbehandlung, die Krämer an einer 50-jährigen Patientin vornahm und deren großartiger Erfolg ihn glücklicherweise dazu brachte, in dieser Richtung weiter zu forschen.

Die erste Hautzonenbehandlung

Die Patientin klagte über Schmerzen im Kreuzbein und in der rechten Hüfte. Sie konnte kaum gehen und humpelte stark. Ärztlich verordnete Spritzen und Reizstrombehandlungen waren ergebnislos geblieben. Krämer gab zunächst einige Tropfen Pine auf das Kreuzbein und wartete zehn Minuten auf eine Reaktion[2]. Die Patientin erlebte unmittelbar, wie

2 Zu Forschungszwecken wurden damals die Tropfen pur aufgetragen. Dies ist zur Nachahmung nicht empfohlen. Die Bach-Blütenessenzen sollten immer verdünnt werden (siehe Seite 26).

sich ein Gefühl der Erleichterung auf ihrem ganzen Rücken ausbreitete. Darauf spürte sie ein Ziehen, das sich vom Rücken bis zum Sonnengeflecht auf der Körpervorderseite und weiter bis zur Lunge ausbreitete. Der Druck, den sie zuvor im Sonnengeflecht empfunden hatte, löste sich auf und machte einem Gefühl der Erleichterung Platz.

Spürbarer Erfolg in kürzester Zeit

Nun wurden der Patientin einige Tropfen Vervain auf den Hals im Bereich der Schilddrüse aufgetragen. Zwar hatte sie dort keine Beschwerden, aber Krämer hatte sensitiv eine Störung ihrer Aura an dieser Stelle erfasst. Wieder erfolgte eine unmittelbare Reaktion: Die Patientin fühlte sich leichter im Kopf, ihre Gedanken gingen freier. Sie hatte zuvor wochenlang ein Gefühl von Nebel vor den Augen gehabt und unter einer gewissen Dumpfheit gelitten. Beides war nun verschwunden.
Nach weiteren zehn Minuten wurde die schmerzende Stelle an der rechten Hüfte mit einigen Tropfen Wild Oat eingerieben, woraufhin der Schmerz sofort nachließ. Lediglich ein geringfügiger Druck blieb zurück. Auch eine zuvor empfundene Erstarrung im Unterleib wich. Die Patientin gab an, sie hätte endlich wieder ein normales Körpergefühl. Zehn Minuten später war sie völlig beschwerdefrei – und ist es bis heute geblieben!

243 »seelische Reflexzonen«

Im Laufe der Zeit gelang Krämer eine topographische Erfassung des menschlichen Körpers, unterteilt in 243 Bach-Blüten-Hautzonen, die als »seelische Reflexzonen« die gesamte Körperoberfläche abdecken[3]. Der praktische Nutzen für die Behandlung mit Bach-Blüten ist immens und besonders auch für den Laien sehr hilfreich. Tauchen körperliche Beschwerden auf, kann man auch folgendermaßen verfahren: ermitteln, welches Blütenmittel für die betroffene Hautzone

---

3 Sein damaliger Assistent Helmut Wild übertrug die Topographie von den Handskizzen auf die Abbildungen des Grafikers.

zuständig ist, und es – zusätzlich zur inneren Einnahme – dort äußerlich anwenden. Eine beschleunigte Heilung ist auch bei dieser Vorgehensweise die Folge[4].

4 Die Entdeckung der Hautzonen ist ausführlich beschrieben in dem Buch von Dietmar Krämer und Helmut Wild: *Neue Therapien mit Bach-Blüten 2*. Hierin finden Sie auch einen topographischen Atlas aller Hautzonen.

Bach-Blütentherapie bei Kindern

»Elternschaft ist ein göttlicher Dienst (...). Unabhängigkeit, Individualität und Freiheit sollten von Anfang an gelehrt werden, und das Kind sollte so früh wie möglich im Leben dazu ermutigt werden eigenständig zu denken und zu handeln. (...) Elternschaft (...) verlangt keine Verpflichtung der Kinder als Gegenleistung, da ihnen die Freiheit gegeben werden muss, sich auf ihre eigene Weise zu entwickeln. (...) Jeder Wunsch nach Kontrolle oder danach, das junge Leben aus persönlichen Motiven zu prägen, ist eine schreckliche Form der Habgier (...)«

Edward Bach: *Heile dich selbst, 1931*

Dieser Auszug aus Edward Bachs äußerst interessanten und beachtenswerten Überlegungen zu den Aufgaben und Pflichten, die Elternschaft beinhaltet, zeigt dass es bei der Behandlung von Kindern mit den Bach-Blütenessenzen nicht darum geht, die kindlichen Verhaltensweisen so zu verändern, dass sie den elterlichen Vorstellungen entsprechen. Ganz im Gegenteil!

Die Bach-Blütenbehandlung von Kindern sollte ausschließlich eine Hilfestellung sein. Sie ist besonders dann angezeigt, wenn das Kind in der Entfaltung seiner Persönlichkeit so stark behindert wird, dass es auf Dauer unter gesundheitlichen Folgen leidet.

Bereits Bach behandelte Kinder mit den Blütenmitteln, aber Krämer war der Erste, der sie systematisch bei Kindern einsetzte und spezielle Methoden für sie entwickelte. Die unterstützende Behandlung kranker Kinder mit den Bach-Blüten ist wegen der starken kindlichen Sensibilität in der Regel sehr erfolgreich.

Durch einfühlsame Beobachtung ihrer Kinder können Eltern erkennen, ob deren körperliche oder psychische Beschwerden einen Hinweis auf die ursächlichen seelischen Probleme geben, unter denen ihre Kinder möglicherweise leiden. Bettnässen kann beispielsweise ein auf die Blase verlagertes Weinen darstellen: Das Kind steht tagsüber unter so starkem Druck, dass es erst im Schlaf »loslassen« und sich entlasten kann.

Die elterliche Einnahme der Blüten ist sinnvoll

Dieses Beispiel zeigt aber auch, dass kindliche Probleme oft elterliche Verhaltensweisen widerspiegeln und Eltern ihren Umgang mit dem Kind gleichzeitig kritisch betrachten sollten. Die besten Ergebnisse bei der Anwendung von Bach-Blüten bei Kindern lassen sich meist dann erzielen, wenn nicht nur die Kinder, sondern auch deren Eltern Bach-Blüten einnehmen.

Kinderkrankheiten gehören in fachärztliche Behandlung

Grundsätzlich gilt, dass die Bach-Blütenbehandlung den Kinderarzt nicht ersetzen darf. Bei Kinderkrankheiten, hohem Fieber, jeglichem Verdacht auf ernsthafte Hintergründe von kindlichen Beschwerden sollte man unverzüglich den Kinderarzt aufsuchen. Die Bach-Blüten sind in jedem Fall eine sinnvolle unterstützende Maßnahme und haben sich insbesondere bei der Behandlung von Kindern bewährt, die unter seelischen Problemen und Schwierigkeiten im Umgang mit ihrer Umwelt leiden.

Auf die vielfältigen Einsatzmöglichkeiten der Bach-Blüten bei Kindern geht Dietmar Krämer ausführlich in seinem Buch *Neue Therapien mit Bach-Blüten 3* ein. Hier stellt er u. a. dar, wie Traumata in der Schwangerschaft und bei der Geburt sowie einschneidende Erlebnisse des Kindes in seiner frühesten Kindheit und elterliche Erziehungsstile zu bestimmten negativen Grundzuständen führen und mit welchen Blüten sie behandelt werden können.

Zubereitung und Dosierung der Blütenmittel

»Wie Gott uns in seiner Gnade Nahrung zum Essen gegeben hat, so hat er unter die Blumen des Feldes schöne Pflanzen gesetzt, die uns heilen, wenn wir leidend sind.«

Edward Bach

Edward Bach wanderte durch die unberührte Natur Englands und Wales', sammelte Pflanzen und präparierte sie.

Zwei Methoden zur Herstellung der Blütenessenzen

Für die Gewinnung der als Bach-Blüten weltberühmt gewordenen Essenzen gibt es zwei Wege:
Bei der *Sonnenmethode* werden die Blüten an einem warmen Sommertag gepflückt und so in eine Glasschale mit frischem Quellwasser gelegt, dass sie die Wasseroberfläche vollständig bedecken. Man lässt sie nun zwei bis vier Stunden in der Sonne stehen. Während dieser Zeit überträgt sich unter der Einwirkung der Sonnenstrahlen die Schwingung der jeweiligen Blüten auf das Wasser, das nach Entfernen der Blüten mit Alkohol haltbar gemacht wird. Die so gewonnene Lösung ist die Urtinktur, die nochmals mit Alkohol verdünnt und dann in Flaschen abgefüllt wird. Dies sind die so genannten »Stockbottles«, die im Handel erhältlichen Vorratsflaschen. Bei der späteren Behandlung mit Bach-Blüten verdünnt man die Essenz noch weiter.
Nicht alle Blumen, Sträucher, Büsche und Bäume blühen zu einer sonnenreichen Jahreszeit. Diese Pflanzen werden daher zur Herstellung der Blütenessenzen nach der *Kochmethode* verarbeitet: Hierbei werden die gepflückten Blüten beziehungsweise Knospen ausgekocht. Der entstandene Extrakt wird wiederholt filtriert und zur Haltbarmachung mit Alkohol vermischt. Anschließend wird diese Essenz genauso weiter verarbeitet wie die nach der Sonnenmethode hergestellten Mittel.
Und so bereiten Sie Ihr Blütenmittel zu:
Zur Behandlung längerfristiger Probleme stellt man eine Mi-

schung folgendermaßen her: Auf 10 ml fertige Lösung (bestehend aus 3/4 stillem Mineralwasser und 1/4 45-prozentigem medizinischen Alkohol) gibt man je einen Tropfen pro Blüte – bei Rescue Remedy[5] die doppelte Menge – aus der entsprechenden Stockbottle.

Dosierung bei längerfristigen Beschwerden

Wichtig: Verwenden Sie für jede weitere Blütenmischung ein neues Fläschchen. Da die Bach-Blüten durch ihre Schwingung wirken, bleibt immer etwas von der alten Mischung zurück, was sich weder durch normales Ausspülen noch durch Auskochen beseitigen lässt.

Muss man auf Alkohol verzichten, etwa bei Blütenmitteln für Kleinkinder oder Alkoholiker, sollte man jede Woche kleinere Mengen herstellen und verbrauchen.
Von dieser Mischung nimmt man täglich viermal zwei bis vier Tropfen: morgens nüchtern, vor dem Mittagessen, vor dem Abendessen und schließlich vor dem Schlafengehen. Sie können auch höher dosieren oder die Tropfen häufiger einnehmen, wenn Sie das Gefühl haben, dass dies nötig ist. Die Bach-Blüten sind ein sehr wirkungsvolles Heilmittel, das schon in minimaler Konzentration wirkt. Dennoch besteht niemals die Gefahr der Überdosierung. Auch in großer Menge eingenommen sind sie völlig frei von schädlichen Nebenwirkungen[6]. Wenn Sie sehr sensibel sind und stark auf die Blüten reagieren, reduzieren Sie einfach die Dosis oder verdünnen die Tropfen in einem Glas Wasser, von dem Sie ein- bis zweimal täglich trinken.

---

5 Die Notfalltropfen Rescue Remedy sind eine Mischung aus einigen Blüten, die in Notsituationen als Erste-Hilfe-Maßnahme verabreicht wird. Hierzu gehören Star of Bethlehem (Schock), Rock Rose (akute Angst und Panik), Impatiens (innere Spannung, Stress), Cherry Plum (Angst, aus Verzweiflung durchzudrehen) und Clematis (Gefühl, »nicht ganz da« zu sein).

6 Bei Langzeiteinnahme einer Blüte, die einen tiefer liegenden Gemütszustand verkörpert (z. B. einer Kommunikationsblüte), können sich die Symptome der Blüte verstärken, die den dazugehörigen oberflächlichen Aspekt des inneren Konflikts darstellt.

Dosierung bei akuten Beschwerden

Bei akuten Schwierigkeiten sind andere Dosierungen erforderlich, etwa bei Prüfungsangst, bei einem seelischen Schock, bei starker Erschöpfung oder einer momentanen Überforderung. Man gibt zwei Tropfen je benötigter Blütenessenz – von Rescue Remedy vier Tropfen – aus der Stockbottle auf ein Glas Wasser und trinkt in regelmäßigen Abständen jeweils einen Schluck. Die Häufigkeit richtet sich danach, wie akut das zu behandelnde Problem ist. Beispielsweise sollte man nach einem seelischen Schock von einer Wasserlösung mit Star of Bethlehem jede Minute einen Schluck trinken, bis eine deutliche Verbesserung des Befindens festzustellen ist. Anschließend trinkt man alle fünf bis zehn Minuten, später dann alle 15 bis 30 Minuten davon. In weniger dramatischen Situationen reicht es, wenn man halbstündlich bis stündlich einen Schluck der entsprechenden Bach-Blüten in Wasser nimmt. Diese Anwendung ist über mehrere Tage fortzusetzen, bis sich die aktuellen Schwierigkeiten aufgelöst haben.

Dosierung bei Kindern

Die Dosierung ist bei Kindern die Gleiche wie bei Erwachsenen. Bei kleinen Kindern empfiehlt sich die Anwendung von stillem Mineralwasser oder abgekochtem Wasser. Bei akuten Schwierigkeiten gibt man je zwei Tropfen einer Blüte aus der Stockbottle in ein Glas Wasser, aus dem das Kind in den oben beschriebenen Abständen einen Schluck trinkt. In dem Maße, wie der Zustand des Kindes sich bessert, werden die Abstände zwischen den Einnahmen größer.

Bei chronischen Beschwerden gibt man einen Tropfen pro Blüte aus der Stockbottle auf je 10 ml stilles Mineralwasser. Wird die Mischung wöchentlich frisch angesetzt, kann man auf den Zusatz von Alkohol verzichten. Dies ist aber wegen des geringen Alkoholgehalts nur bei Säuglingen erforderlich.

Unbedingte Sterilität ist zu beachten. Vor jeder neuen Zubereitung muss das Fläschchen ausgekocht werden, wobei man, wie gesagt, in ein Fläschchen immer nur dieselbe Mischung füllen darf. Von der Mischung nimmt das Kind viermal täglich zwei bis vier Tropfen zu sich.

Anwendungen auf der Haut

Die Blütenmittel können in unterschiedlicher Form und Intensität äußerlich aufgetragen werden, wobei besonders die Applikation auf der entsprechenden Hautzone (s. S. 107 ff.) sehr wirkungsvoll ist.

- *Umschläge:* Mit Umschlägen können Sie besonders hartnäckigen Problemen wirkungsvoll begegnen. Geben Sie zwei Tropfen des benötigten Blütenmittels auf ein Viertel Glas Wasser und tränken Sie ein Wegwerftuch damit. Dieses legen Sie ein- bis dreimal täglich für zehn bis 15 Minuten auf die entsprechende Hautzone. In besonders schwierigen Fällen kann man die Umschläge auch häufiger anbringen. Bereiten Sie das Blütenwasser jedesmal neu zu.
- *Cremes:* In je zehn Gramm möglichst neutraler Creme verrühren Sie gründlich zwei Tropfen einer Blüte. Bis zu drei Blütenmittel können miteinander kombiniert werden, was den Vorteil hat, dass man mit einer Creme gleich mehrere Hautzonen behandeln kann. Die zu behandelnden Hautzonen werden mit dieser Creme täglich zwei- bis dreimal eingerieben. Häufigere Einreibung ist im Einzelfall durchaus möglich. Die Wirkung der Creme ist minimal schwächer als die der Umschläge, die besonders in hochakuten Fällen sinnvoll sind.
- *Tinktur:* Eine Tinktur eignet sich besonders für die Behandlung von Hautzonen am Kopf im Bereich der Haare. Geben Sie auf je 10 ml destilliertes Wasser[7] einen Tropfen pro Blüte aus der Stockbottle und träufeln Sie die Tinktur mit einer Pipette auf die entsprechende Hautzone.
- *Bach-Blütenbad:* Geben Sie einige Tropfen aus der Stockbottle in Ihr Badewasser; die Wirkung der Bach-Blüten wird durch andere Badezusätze nicht beeinträchtigt. Erfrischend ist die Blüte Olive. Wenn Sie sich nach mentaler Überarbeitung ermüdet oder körperlich erschöpft fühlen, hilft Ihnen ein Hornbeam-Bad. Bei Hautausschlägen sind ergänzend zur innerlichen Einnahme einige Tropfen Crab Apple im Badewasser sehr zu empfehlen.

---

7 Auf Alkohol sollte hier verzichtet werden, um bei längerfristigem Gebrauch eine eventuelle Reizung empfindlicher Kopfhaut zu vermeiden.

Warnhinweise

- Wenden Sie die Blütenmittel äußerlich niemals unverdünnt an. Dies kann unter Umständen zu heftigen Reaktionen beim Behandler selbst führen, die durch Übertragung körperlicher und seelischer Symptome hervorgerufen werden. Auch die Selbsteinreibung mit unverdünnten Blütenessenzen ist nicht unproblematisch, da sich hierbei zum Teil Symptome sogar verstärken oder an eine andere körperliche Stelle verlagern. Auch Bach setzte seine Blüten offenbar nicht pur ein, sondern verdünnte sie prinzipiell. Selbst bei akuten Verletzungen wandte er sie äußerlich nur in Form von Umschlägen, Teilbädern, Einreibungen mit einem Schwamm oder als Lotion an. Die einzige Ausnahme bildeten Ohnmächtige, denen er Rescue Remedy pur einflößte.
- Achten Sie darauf, dass Sie nie alle drei Blüten einer Schiene gleichzeitig einnehmen, weil sonst der mit dieser Schiene gekoppelte Akupunkturmeridian mit reagiert. Dies führt in der Regel zu äußerst heftigen, vor allem negativen Reaktionen[8].

8 Diese Form der Therapie ist nur dann möglich, wenn man streng nach den Regeln der Akupunktur vorgeht und die Schienen entsprechend kombiniert. Die hierbei möglichen Schienenkombinationen sind ausführlich beschrieben in Dietmar Krämer: *Neue Therapien mit Bach-Blüten 3.*

Möglichkeiten und Grenzen der Selbstbehandlung

Die Bach-Blüten zeichnen sich dadurch aus, dass sie völlig ungiftig und frei von jeglichen Nebenwirkungen sind. Somit kann jeder sie anwenden.

Dem medizinischen Laien eröffnet sich mit dieser Heilmethode die Möglichkeit, Alltagsbeschwerden, kleinere Unpässlichkeiten und momentane Gemütsverstimmungen erfolgreich selbst zu behandeln. Vielen Problemen unserer Zeit, die von Hektik, Lärm, Stress und Umweltverschmutzung geprägt ist, können wir sinnvoll mit den Bach-Blüten begegnen.

Da Bach Krankheit als Ausdruck der Seele versteht, ist im Falle von akuten körperlichen Beschwerden für die Ermittlung der in Frage kommenden Blütenessenzen die psychische Verfassung des Betroffenen zu berücksichtigen. Klagt dieser beispielsweise über Magenschmerzen, so stellt sich die Frage, was ihm auf den Magen geschlagen sei oder was er nicht verdauen könne. Es kann sich hierbei um Sorgen, Schuldgefühle, hinuntergeschluckten Ärger oder auch um ein schockartiges Erlebnis handeln, das unverarbeitet geblieben ist. In einem solchen Fall ist die Blüte für das zugrunde liegende seelische Problem gleichzeitig auch das Heilmittel für die körperlichen Beschwerden. Die Hautzonen erleichtern hier die Wahl der passenden Blüte.

Bei Kindern ist häufig zu beobachten, wie sich deren Verhalten kurz vor dem Ausbruch einer akuten fieberhaften Erkrankung ändert. Sie werden plötzlich weinerlich, anhänglich, ungeduldig oder aggressiv. Gibt man die hierfür passende Bach-Blüte, so bessern sich meist auch sehr schnell die Krankheitssymptome.

Allerdings sollten medizinische Laien sich ihrer Grenzen bewusst sein. Auch wenn wir die erfreuliche Erfahrung gemacht haben,

dass wir körperliche Beschwerden mit Hilfe der Bach-Blüten erfolgreich kurieren konnten, sollten wir keinesfalls den Ehrgeiz entwickeln, alles ausschließlich selbst zu behandeln. Damit schaden und gefährden wir uns!
Manifeste Erkrankungen brauchen unbedingt fachliche Hilfe. Wir können deren Behandlung mit den Bach-Blüten zwar unterstützen. Aber wir sollten mit Bach-Blüten niemals behandeln, wofür wir normalerweise einen Therapeuten aufsuchen würden. Auch ernsthafte seelische Probleme sind von der Selbstbehandlung ausgenommen.

Zuverlässige Diagnosemethoden

Welche Verfahren gibt es, Fehldiagnosen weitgehend auszuschließen? Dietmar Krämer stehen eine Reihe von Methoden zur Verfügung, mit denen er seine Diagnose stellt und absichert. Dazu gehören vor allem die Spontananamnese, bei der der Patient frei von seinen Problemen berichtet. Zudem orientiert sich Krämer in dem in der Regel zweistündigen Erstgespräch anhand eines von ihm erstellten Fragebogens.
Zusätzlich tragen körperliche Beschwerden zum Auffinden der notwendigen Bach-Blüten bei. So geben gestörte Bach-Blüten-Hautzonen deutliche Hinweise auf die erforderlichen einzelnen Blüten, während gestörte Akupunkturmeridiane auf benötigte Schienen verweisen.
Auf sensitivem Weg erschließen sich Krämer die so genannten »stummen Zonen«: Das sind gestörte Bach-Blüten-Hautzonen, an denen der Patient aber keine Beschwerden hat. Krämer ermittelt sie durch sensitives Ertasten der Aura.
Schließlich setzt er auch den von ihm entwickelten Bach-Blüten-Farbtest sowie die Mondliniendiagnostik ein, ein Verfahren, bei dem psychosomatische Test- und Therapiepunkte auf Druckempfindlichkeit getestet werden[9].

---

9 Eine detaillierte Beschreibung der einzelnen Verfahren finden Sie in *Neue Therapien mit Bach-Blüten* Band 1: Fragebogen; Band 2: Diagnose der stummen Zonen; Band 3: Störungen der Akupunkturmeridiane, Mondliniendiagnostik; *Esoterische Therapien 2:* Bach-Blüten-Farbtest.

Die 38 Bach-Blüten

»Die Krankheit des Körpers an sich ist nichts anderes als das Resultat der Disharmonie zwischen Seele und Gemüt.«

Edward Bach, 1932

In diesem Kapitel stellen wir Ihnen die 38 Blütenessenzen in alphabetischer Reihenfolge vor. Jede Blüte entspricht einem bestimmten Charaktertyp, der jeweils kurz skizziert wird. Viele Menschen haben bei ihrer ersten Begegnung mit den Bach-Blüten den Eindruck, dass fast jede dieser Blüten Züge ihrer Persönlichkeit verkörpert. Im Laufe der intensiveren Beschäftigung verringert sich die Anzahl der Blüten, die man noch für notwendig hält – teils, weil die Blüten Oberflächensymptome beseitigen und die entsprechenden Mittel entbehrlich geworden sind, und teils, weil man mit Hilfe der Bach-Blüten allmählich zu seinem inneren Kern vorstößt.

Ein heilsamer Prozess der Selbsterkenntnis

Beobachten Sie sich selbst in diesem spannenden Prozess, der Ihnen viele aufregende Erkenntnisse über sich selbst vermittelt: über Ihre psychischen, seelischen und physischen Aspekte. Bei diesem Prozess können Sie nur gewinnen – die Bach-Blüten helfen Ihnen, zu überprüfen, ob Sie Ihr Leben in Übereinstimmung mit Ihrem ursprünglichen Wesen und Wünschen führen. Falls Sie dabei feststellen, dass Ihr Lebensstil nicht Ihrer Wesensart entspricht, können Sie die Gelegenheit nutzen, einige Veränderungen zu Ihren Gunsten vorzunehmen. Sie werden dadurch ausgeglichener, glücklicher und gesünder.

Einsatz bei Kindern

Bei jedem Blütenmittel ist auch kurz erläutert, für welche Kinder es aufgrund bestimmter typischer Verhaltensweisen geeignet ist.

Agrimony – Odermennig
Agrimonia eupatoria

Die Pflanze

Mehrjährige, 30 bis 80 Zentimeter hohe Pflanze mit wechselständigen ovalen Blättern, die eine Art Rosette bilden, aus der ein gerader Stängel wächst. Den Blütenstand bildet eine endständige Traube aus zahlreichen kleinen, gelben Blüten. Der Odermennig ist in ganz Europa mit Ausnahme der arktischen Zonen beheimatet. Er bevorzugt Standorte an Weg- und Gebüschrändern.
Gesammelt werden die blühenden Sprossspitzen am Beginn der Blütezeit von Juni bis August. Herstellung der Blütenessenz nach der Sonnenmethode.

Gute Laune nur zum Schein

Ich habe Angst, tiefere Kontakte zu pflegen, und bleibe deshalb lieber oberflächlich.

Ich löse meine Probleme allein und zeige sie nicht nach außen. Stattdessen höre ich Musik oder lese ein Buch und versuche mich abzulenken.

Ich habe Angst, mich anderen gegenüber zu offenbaren.

Ich vertusche sehr viel. Von meiner Krankheit habe ich niemandem erzählt.

Es muss mir schon sehr schlecht gehen, bis ich es zugebe.

Menschen des Agrimony-Typs wirken stets sorglos und zufrieden, sind immer gut gelaunt und zu Scherzen aufgelegt. In Gegenwart anderer schlüpfen sie gern in die Rolle des allseits beliebten Gesellschafters, der stets für gute Laune sorgt und den grauen Alltag vergessen lässt.
Doch der Schein trügt. Mit ihrer aufgesetzten Fröhlichkeit versuchen sie lediglich, von den Problemen und Sorgen abzulenken, die

sie quälen, wenn sie mit sich selbst allein sind. Sie glauben, Ruhe und Stille nicht ertragen zu können, und flüchten sich deshalb in Aktivität und Aufregung.
Auf Partys, Konzerten, Theater- oder Sportveranstaltungen, in Kinos, Kneipen oder vor dem heimischen Fernseher suchen sie ihrer eigenen inneren Realität zu entkommen. Auch Alkohol oder Drogen sind Mittel, auf die sie bei dieser ständigen Flucht durchaus zurückgreifen.
Menschen im Agrimony-Zustand sind sehr sensibel und harmoniebedürftig. Sie leiden unter jeder Art von Disharmonie. Da sie jedoch alle unangenehmen Gefühle zu verbergen suchen und anderen nie ihr wahres Gesicht zeigen, verlieren sie allmählich auch den Kontakt zu ihrem eigenen Innern. Lediglich eine innere Unruhe – insbesondere abends vor dem Einschlafen, wenn äußere Ablenkung wegfällt – erinnert sie an ihre verdrängten Ängste und Sorgen. Diese Menschen fürchten, im Umgang mit anderen zu viel von sich preiszugeben, und so verlaufen ihre Beziehungen relativ oberflächlich. Zu einem tieferen seelischen Kontakt sind sie nicht fähig.

Agrimony bei Kindern

Agrimony-Kinder wirken fröhlich, sorglos und gut gelaunt. Sie scherzen viel, haben immer neue Einfälle und erzählen gern Witze. Oft spielen sie den Clown. Bereits im Kleinkindalter wissen sie, wie sie ihre Umgebung mit kindlichem Charme unterhalten und in ihren Bann ziehen können. Sie sind äußerst kontaktfreudig und bringen jeden, dem sie begegnen, mit ihren Späßchen zum Lachen.
Unangenehme Erfahrungen wie Schmerzen stecken sie erstaunlich schnell weg. Tränen trocknen bald schon nach einem Sturz. Allerdings verarbeiten sie solche Erlebnisse teilweise nachts in Alpträumen. Mitunter äußert sich der innere Druck auch in nächtlichem Zähneknirschen.

Aspen – Espe oder Zitterpappel
Populus tremula

Die Pflanze

Ein bis 25 Meter hoch wachsender Baum mit rundlichen, ovalen Blättern. Die typischen abgeflachten Blattstiele ermöglichen die zitternden Bewegungen der Blätter im Wind. Die Rinde ist glatt und grau, die Knospen glänzend und leicht klebrig. Die männlichen und weiblichen Kätzchen erscheinen bereits vor den Blättern.
Eine der häufigsten Pappeln, die vom Polarkreis bis in die Gletscherregionen der Alpen vorkommt.
Geerntet werden die Zweigspitzen mit den Blattknospen und Blüten in den Monaten März und April.
Herstellung der Blütenessenz nach der Kochmethode.

»Mir ist oft unheimlich«

Ich habe häufig Angst vor der Angst.

In der Dunkelheit habe ich große Angst. Vor allem im Wald ist es mir im Dunkeln unheimlich.

Nachts erwache ich häufig mit grauenhafter Angst aus Alpträumen.

Manchmal überkommt mich das unheimliche Gefühl, es würde jemand hinter mir stehen.

Mich überkommt manchmal das Gefühl, es wäre irgendetwas Schreckliches passiert. Hinterher stellt sich dann heraus, dass die Befürchtung unbegründet war und ich mir etwas eingebildet habe.

Menschen im Aspen-Zustand leiden unter vagen Ängsten, die sie nicht näher benennen können. Sie berichten, sie hätten Angst, wüssten aber nicht, wovor. Oft quälen sie Zukunftsängste, düstere

Vorahnungen oder Visionen von bevorstehenden Katastrophen. Diese können sie nicht begründen und tatsächlich sind sie grundlos und entpuppen sich im Nachhinein als reine Hirngespinste. Dennoch steigern sie sich immer wieder in ihre irrationalen Horrorvisionen hinein und werden Opfer ihrer Angstvorstellungen.
Unheimlich wird es ihnen besonders bei Themen wie Religion und Tod. Sie fürchten sich im Dunkeln, vor Geistern, Gespenstern, dunklen Kräften oder Dämonen. Der Bereich des Okkulten macht ihnen zwar Angst, doch gleichzeitig übt er auch eine gewisse Faszination auf sie aus.
Letztlich handelt es sich bei Aspen-Typen um außergewöhnlich sensitive Menschen, die im Hinblick auf andere, unsichtbare, nicht-manifeste Sphären eine besonders »dünne Haut« besitzen. Da sie die hierdurch – meist ungewollt – gewonnenen Eindrücke mit dem Verstand nicht rational erklären können, entstehen unerklärliche Ängste, die auf unbewusste Vorstellungen von diesen Ebenen projiziert werden und dadurch ihren irrationalen Charakter erhalten.

Aspen bei Kindern

Aspen-Kinder leiden unter unheimlichen Ängsten und trauen sich daher nicht, im Dunkeln zu schlafen oder allein in den Keller zu gehen. Sie fürchten sich vor eingebildeten Geistern, Gespenstern, dem schwarzen Mann oder dem bösen Wolf. Daher möchten sie, dass nachts ihre Schlafzimmertür angelehnt und das Licht im Flur eingeschaltet bleibt.
Manchmal fühlen sie sich unbewusst von anderen bedroht, wogegen sie sich ohne erkennbaren Anlass heftig wehren. Auch neigen sie unter Umständen deswegen zu ganz unverständlichen Gewalttätigkeiten und sinnloser Zerstörungssucht, die völlig irrational sind.

Beech – Rotbuche
Fagus sylvatica

Die Pflanze

Blattabwerfender Baum, der bis zu 30 Meter hoch wird. Der Stamm ist normalerweise gerade, die Rinde glatt, dünn und gräulich. Die Blätter haben einen behaarten Stiel. Die Blattfläche ist oval-elliptisch, teilweise rautenförmig. Die männlichen Blüten bilden große Knäuel am Ende von langen, hängenden Stielen. Die weiblichen wachsen zwei auf zwei auf einem geraden Stiel und sind von einer vierklappigen Hülle umgeben.
Verbreitet ist die Buche in allen gemäßigten Klimazonen Europas. Im Gebirge wächst sie bis in 2 000 Meter Höhe und tritt auch als reiner Buchenwald in frischen, nordgerichteten Gebieten auf.
Zur Zubereitung der Blütenessenz werden die jungen Triebe mit den soeben geöffneten Blättern und den männlichen und weiblichen Blüten gepflückt. Herstellung nach der Kochmethode.

»Wie unfähig die anderen doch sind!«

Ich kritisiere gern.

Ich verstehe nicht, warum manche so empfindlich sind und auf ein bisschen Kritik so allergisch reagieren.

Ich neige zu Spott und ironischem Nörgeln.

Manchmal bin ich ganz stolz darauf, wenn es mir gelingt, eine miserable Situation mit treffenden Worten zu karikieren.

Beech-Personen sind arrogant und intolerant. Während sie sich selbst für tadellos und fehlerfrei halten, sehen sie an anderen nur deren Fehler, die sie fürchterlich stören. Ständig nörgeln sie an ihren Mitmenschen herum und haben nicht das geringste Verständnis für deren Irrtümer und Missverständnisse; Mitgefühl und Toleranz sind ihnen fremd.

Aus ihrer vermeintlichen eigenen Unfehlbarkeit leiten Beech-Typen das Recht ab, andere ständig zu kritisieren, zu tadeln oder sich über sie mit verletzenden Bemerkungen lustig zu machen. Werden Sie selbst einmal von dem Missgeschick eines anderen betroffen, so ärgern sie sich maßlos über dessen »Dummheit« und reagieren extrem, indem sie ihn ausfallend und mit wüsten Ausdrücken beschimpfen.

Mehr introvertierte Beech-Typen zeigen ihre intolerante Geisteshaltung nicht nach außen, sondern setzen andere in Gedanken herab. Sie erregen sich über deren Verfehlungen in gleicher Weise, schlucken ihre Wut jedoch hinunter, weshalb sie häufig unter innerlichen Spannungszuständen leiden.

Beech bei Kindern

Beech-Kinder hänseln und sticheln gern. Es bereitet ihnen Vergnügen, sich über andere lustig zu machen. Dabei kann ihre Frechheit grenzenlos sein. Werden sie von anderen wegen ihres hemmungslosen Spottes abgelehnt, empfinden sie dies als Eingeständnis von Schwäche: ein Grund mehr für sie, weiter zu sticheln. Dass sie sich dadurch unbeliebt machen, stört sie nicht im Geringsten.

Ihre Dreistigkeit macht auch vor Erwachsenen nicht Halt, die sie ebenso unverhohlen verhöhnen. Schimpft beispielsweise eine Mutter mit ihrem Beech-Kind, so macht dieses sich einfach nur über sie lustig, äfft sie möglicherweise nach und lacht sie aus. Je ärgerlicher der Erwachsene wird, desto höhnischer reagiert das Kind.

Centaury – Tausendgüldenkraut
Centaurium umbellatum

Die Pflanze

Einjährige Pflanze, deren verkehrt eiförmige Grundblätter eine Rosette bilden. Sie hat einen viereckigen Stängel, der 35 bis 40

Zentimeter hoch wird und sich im oberen Bereich verzweigen kann. Zum Zeitpunkt der Blüte sind die Grundblätter vertrocknet. Die Stängelblätter hingegen sind gegenständig und länglich oval. Ebenso wie die Grundblätter sind sie ganzrandig und unbehaart. Die rosafarbenen Blüten stehen in einer endständigen Doldentraube.
Das Tausendgüldenkraut ist in ganz Europa verbreitet. Es wächst hauptsächlich in Waldlichtungen, an Böschungen und Wegrändern auf sandigen, kalkarmen Böden.
Gesammelt werden die blühenden Sprossspitzen von Juni bis August. Die Herstellung der Blütenessenz erfolgt nach der Sonnenmethode.

Nicht nein sagen können

Ich habe Angst, abgelehnt zu werden.

Ich bin sehr gutmütig.

Mir fällt es oft schwer, nein zu sagen.

Ich bin leicht zu etwas zu überreden und ärgere mich dann hinterher über mich selbst.

Ich war immer lieb, nie böse, ein »artiges« Kind.

Centaury-Typen sind höfliche, freundliche, rücksichtsvolle und hilfsbereite Menschen. Nicht selten wird ihre Gutmütigkeit von anderen ausgenutzt, denn ihr starkes Verlangen nach Anerkennung macht es ihnen fast unmöglich, nein zu sagen oder sich zur Wehr zu setzen.
Die Angst vor Ablehnung lähmt ihre Willenskraft und hindert sie daran, ihre eigenen Wünsche und Vorstellungen zu verwirklichen.
Im Konfliktfall stellen sie um des lieben Friedens willen ihre eigenen Bedürfnisse sofort hinter die anderer zurück. Stärkeren Persönlichkeiten ordnen sie sich willig unter und lassen sich leicht zu deren Werkzeug machen.

Häufig leiden die Betroffenen unter scheinbar unerklärlichen Schwächezuständen. Die Ursache hierfür liegt in ihrer mangelnden Abgrenzungsfähigkeit, wodurch sie unbemerkt Energie an ihre Umgebung abgeben.
Die Blüte Centaury hilft, die Persönlichkeit zu festigen und sich gegenüber anderen abzugrenzen.

Centaury bei Kindern

Centaury-Kinder sind brav und unauffällig. Sie bereiten ihren Eltern keine Probleme, verhalten sich jederzeit zuvorkommend, lernen fleißig und sind immer lieb und anständig. Diese offensichtliche Verkörperung eines idealen Kindes hat allerdings ihre Kehrseite: Die angenehme Art dieser Kinder ist Ausdruck ihrer tiefen Angst vor Liebesverlust. Anerkennung und Zuneigung sind ihnen das Wichtigste. Nichts fürchten sie so sehr wie sich zu blamieren oder nicht mehr gemocht zu werden.
Die ausgeprägte Willensschwäche dieser Kinder führt dazu, dass sie leicht auszunutzen sind. Gegen Angriffe wehren sie sich selten, aus Angst, den Unmut Erwachsener angesichts einer Prügelei zu erregen. Eher lassen sie sich alles gefallen, wodurch sie leicht in die Rolle eines Prügelknaben geraten.

Cerato – Bleiwurz oder Hornkraut
Ceratostigma willmottiana

Die Pflanze

Ein ursprünglich im Himalaya beheimateter Strauch mit bis zu einem Meter Höhe, mit rötlichem, nach außen gebogenem Holz. Die Blätter sind wechselständig, ungestielt und lanzettartig geformt. Die Blüten sind hellblau und besitzen fünf, an der Basis weiße Blütenblätter. Sie wachsen in dichten Büscheln an den Enden der Zweige. Die Blüte- und Erntezeit der Blüten ist in den Monaten August und September.

Bleiwurz ist eine Kulturpflanze, von der es keine Wildformen in England gibt.
Die Herstellung der Blütenessenz erfolgt nach der Sonnenmethode.

Wenn man der eigenen Meinung nicht traut

Ich lege sehr viel Wert auf die Meinung anderer.

Ich habe oft Angst, nicht das Richtige zu tun.

Ich brauche unbedingt Bestätigung von außen, wenn ich meine Entscheidungen in die Tat umsetzen will.

Wenn jemand meiner Ansicht widerspricht, bin ich total verunsichert.

Ich lasse mich oft gegen meine eigene Meinung von anderen überzeugen.

Das Problem von Cerato-Menschen besteht darin, dass sie ihrem eigenen Urteil misstrauen und deshalb ständig andere um Rat fragen. Sie haben keinen eigenen Standpunkt und wollen die Meinung der anderen hören, auch wenn diese sich dadurch teilweise belästigt fühlen.
Auch wenn sie sich einmal ihrer Sache sicher sind, suchen sie noch die Bestätigung für ihre Entscheidung von anderen. Widersprechen diese dann ihrer Meinung, werden sie völlig verunsichert. Sie verwerfen ihren eigenen Plan und übernehmen die Ansicht der anderen. Das führt häufig dazu, dass sie falsche Entscheidungen treffen, die sie hinterher bereuen.
Cerato-Menschen werden leicht Opfer von Betrügern. Diese erkennen schnell deren Unselbstständigkeit, die bisweilen an Naivität und Einfalt grenzt, und nutzen ihre Leichtgläubigkeit aus.
Die Blüte Cerato hilft diesen Menschen, auf ihre eigene Urteilsfähigkeit zu vertrauen, verantwortlich eigene Entscheidungen zu treffen und zu diesen zu stehen, auch auf die Gefahr hin, dass sie falsch sind.

Cerato bei Kindern

Kinder, die ununterbrochen Fragen an Erwachsene richten und dabei die Antworten offensichtlich kaum zur Kenntnis nehmen, können sehr anstrengend sein, zumal sie an der Beantwortung ihrer »Warum«-Fragen oft gar nicht interessiert zu sein scheinen. Das ewige Warum ist bei ihnen vielfach zu einer leeren Phrase geworden, die Ausdruck teils von Langeweile, zumeist jedoch von Unsicherheit ist.
Diese Unsicherheit wird auch in einer gewissen Leichtgläubigkeit sichtbar. Naiv nehmen sie alles, was man ihnen sagt, für bare Münze und bemerken nicht, wenn man sie aufs Glatteis führt.
Kinder dieses Typs kennzeichnet häufig eine verzögerte Selbstständigkeitsentwicklung: So lernen sie zum Beispiel relativ spät, ihre Schuhe zu binden oder sich allein anzuziehen.

Cherry Plum – Kirschpflaume
Prunus cerasifera

Die Pflanze

Kleiner, bis dreieinhalb Meter hoher Baum mit glänzendgrünen, teilweise dornigen Zweigen. Die Blätter sind schlank oder oval und an der Unterseite mit dünnem Flaum bedeckt. Die Blüten erscheinen im Februar bis April und sind rein weiß, stehen meist einzeln, seltener in kleinen Gruppen. Sie sind mit zwei bis zweieinhalb Zentimetern größer als die der ähnlich aussehenden Schlehe. Die Früchte sind essbar, zwei bis drei Zentimeter groß, zunächst grün, später gelb oder rot und haben die Form einer Kirsche.
Die Kirschpflaume stammt ursprünglich aus dem Balkan, wächst heute jedoch in ganz Nordeuropa als Pflanze in Hecken und Dikkichten.
Zur Herstellung der Blütenessenz werden die Zweigspitzen mit den Blüten nach der Kochmethode verwendet.

Das Gefühl, auf einem Pulverfass zu sitzen

> *Ich habe Angst, dass Gewalttätigkeit aus mir herausbricht.*
>
> *Wenn die Belastung für mich zu groß wird, habe ich Angst, die Kontrolle über mich selbst zu verlieren.*
>
> *Ich kann innerlich nicht loslassen.*
>
> *Ich habe Angst, dass ich meine Beherrschung verliere, dass ich ausraste.*

Cherry-Plum-Menschen stehen unter starkem seelischen Druck und fürchten sich vor ihren eigenen Gefühlen, die ihnen tief und dunkel vorkommen. In Extremfällen leiden sie unter der zwanghaften Wahnvorstellung, die Kontrolle über sich zu verlieren und dann etwas Schreckliches zu tun. So werden sie teilweise von Zwangsvorstellungen beherrscht, etwa wenn sich ihnen beim Anblick eines Messers die Assoziation aufdrängt, dass sie damit einen ihnen nahe stehenden Menschen töten könnten. Stehen sie auf einem hohen Turm, befällt sie die fixe Idee, hinunterzuspringen. Oft erleben sie den plötzlichen Drang, jemand anderem weh zu tun – und sei es nur zum Spaß.

Die panische Angst, solchem unerklärlichen inneren Zwang nicht mehr widerstehen zu können und schreckliche Greueltaten zu begehen, setzt diese Menschen unter einen enormen Druck. Entsprechend haben sie das Gefühl, auf einem Pulverfass zu sitzen, das jederzeit explodieren kann. Oft sind sie nahe daran, »durchzudrehen« oder »auszurasten«.

Der Cherry-Plum-Zustand ist die Folge von Verdrängungsprozessen. Alle aus dem Unterbewussten aufsteigenden Impulse werden angstvoll verdrängt, sodass ein ungeheurer psychischer Gegendruck entsteht: Die verdrängten dunklen Seiten der Persönlichkeit drängen mit Macht an die Oberfläche des Bewusstseins.

In diesem Zustand haben die betroffenen Menschen eine starke Angst vor der Konfrontation mit ihrer Schattenseite. Dies führt zu einem extremen psychischen Spannungs- und Verkrampfungszustand, der sich in Form von Zwangshandlungen aller Art,

nervösen Ticks und unkontrollierbaren Zuckungen äußern kann.
Drogenkonsum kann ihn übrigens ebenso herbeiführen, insbesondere Horrortrips und unverarbeitete psychedelische Erfahrungen.
Weniger dramatische Cherry-Plum-Zustände können jahrelang vor sich hinschwelen. Meist äußern sie sich dadurch, dass sie Zustände, für die ganz andere Blüten gebraucht werden, zwanghaft verstärken. Hier einige Beispiele:

Agrimony	bei dem Zwang, immer lächeln zu müssen
Aspen	bei angstvollen Wahnvorstellungen mit Zwangscharakter
Beech	bei zwanghaftem Kritisieren
Cerato	bei zwanghaftem Informationsbedürfnis
Crab Apple	bei Waschzwang
White Chestnut	bei Denkzwang

Cherry Plum bei Kindern

Man merkt Cherry-Plum-Kindern zunächst nicht an, dass sie unter starkem inneren Druck stehen. Sie wirken im Allgemeinen ruhig. Nervöse Ticks und unkontrollierte Zuckungen lassen jedoch erkennen, dass der Anschein von Ruhe trügt. Wird der Druck zu hoch, können sie völlig unerwartete Wutanfälle bekommen und ziellos um sich schlagen, beißen, kratzen und Gegenstände mutwillig zerstören. Dieses unkontrollierte Ausrasten steht häufig in keinem Verhältnis zu der auslösenden Situation.

Chestnut Bud – Knospe der Rosskastanie

Aesculus hippocastanum

Die Pflanze

Laubabwerfender, bis 30 Meter hoher Baum. Die Blätter sind wechselständig mit einem rundlichen Stiel von 15 bis 20 Zentimeter Länge. Sie sind fingerförmig, bestehen aus fünf bis sieben Blattfedern, die wie die Finger einer Hand angeordnet sind. Die Blattfedern sind verkehrt eiförmig mit gezähntem Rand. Die mittlere Blattfeder ist immer größer als alle anderen. Die Blüten sind zu Rispen zusammengefasst, deren Achse nach oben zeigt. Sie besteht aus fünf Kronblättern, die unterschiedlich gewellt und weiß, gelb oder rot gefleckt sind. Die Früchte in ihrer stacheligen Kapsel sind glänzend braun.
Die Rosskastanie stammt ursprünglich aus dem Balkan und ist jetzt in kultivierter Form in allen gemäßigten Breiten zu finden.
Geerntet werden die Knospen samt einem ca. 15 Zentimeter langen Aststück im April oder Mai, je nach Wetter. Herstellung der Blütenessenz nach der Kochmethode.

Wenn man aus Erfahrungen nicht klug wird

Meine Gedanken sind häufig plötzlich weg. Ich weiß dann nicht mehr, was ich tun oder gerade sagen wollte.

Bei Arbeiten, die ich als langweilig empfinde, komme ich sehr leicht ins Trödeln.

Ich schiebe Unangenehmes vor mir her und bin froh, wenn etwas anderes dazwischen kommt.

Ich mache oft die gleichen Fehler.

Ich komme zu jeder Verabredung zu spät. Selbst wenn ich den Wecker eine halbe Stunde früher stelle, trödele ich irgendwie herum und gerate dadurch, wie jedesmal, wieder in Hetze.

Chestnut-Typen haben tausend Ideen im Kopf, beginnen vieles und führen letztendlich doch nichts zu Ende. Sie sind in Gedanken meist zwei Schritte voraus und planen bereits, was sie als nächstes tun werden, noch bevor sie überhaupt die zunächst anliegende Arbeit begonnen haben. Ihr Interesse an einer Sache verfliegt sehr schnell, sie lassen diese unvollendet oder sogar kaum begonnen liegen und wenden sich etwas Neuem zu. So verwandeln sie jede Ordnung bald schon in Chaos, zumal sie nur ungern aufräumen und unangenehme Dinge bis zuletzt vor sich herschieben. Dadurch geraten sie häufig unter Zeitdruck, lassen sich aber trotzdem immer wieder von anderen Dingen ablenken.
Überall liegen bei ihnen angelesene Bücher und aufgeschlagene Zeitungen herum; auf ihrem Schreibtisch stapeln sich unerledigte Arbeiten und die Papierkörbe sind verstopft.
In ihrer unsteten Art fällt es ihnen schwer, ihre Konzentration auf einen Punkt zu richten. Sie sind meist sehr vergesslich und zerstreut. Oft vergessen sie ganz plötzlich, was sie gerade sagen oder tun wollten.
Ihrer Oberflächlichkeit und mangelnden Konzentrationsfähigkeit haben sie es zu verdanken, dass sie aus Fehlern nicht lernen. Im Gegenteil begehen sie immer nieder aufs Neue die gleichen Fehler, sowohl in weniger wichtigen als auch in wesentlichen Lebensbereichen.
Zu gravierenden Wiederholungsfehlern gehört etwa der Beginn eines Verhältnisses mit einem verheirateten Partner, obwohl sie bereits mehrfach niederschmetternde Erfahrungen mit einer solchen Beziehung gemacht haben.
Das Grundproblem von Chestnut-Bud-Menschen besteht darin, dass sie vor allem Unangenehmen davonlaufen. Anstatt sich auf die Erledigung notwendiger, aber ungeliebter Aufgaben zu konzentrieren, schieben sie diese vor sich her und beschäftigen sich mit etwas anderem.
Die Blüte Chestnut Bud vermag die Auseinandersetzung mit den eigenen Fehlern und den notwendigen Lernprozess zu unterstützen.

Chesnut Bud bei Kindern

Chestnut-Bud-Kinder sind typische Eigenbrötler; sie lassen sich nichts sagen und reagieren auf Bitten äußerst unwillig. Elterliche Anweisungen, die sie als unerträgliche Bevormundung empfinden, rufen in ihnen Unwillen und bockiges Verhalten hervor. Sie meinen selbst zu wissen, was für sie am besten ist und setzen sich über Ge- und Verbote eigenwillig hinweg, beziehungsweise verhalten sich »dann erst recht« dagegen. Tadel quittieren sie mit Trotz oder absichtlichem Weghören und versuchen so, den anderen zu verletzen.
Dass sie sich über jede bestehende Ordnung erhaben fühlen, schlägt sich in ihrem unaufgeräumten, chaotischen Zimmer ebenso nieder wie in ihrer unkonzentrierten Arbeitsweise. Ihre schulischen Leistungen sind von durch Oberflächlichkeit bedingten Flüchtigkeitsfehlern geprägt. Unangenehme Arbeiten wie das Erledigen der Hausaufgaben oder Aufräumen schieben sie den ganzen Tag vor sich her.

Chicory – Wegwarte
Cichorium intybus

Die Pflanze

Mehrjährige Pflanze mit spindelförmiger Wurzel und bis zu einem Meter hohem Stängel. Von Grund an stark verästelt und meist mit borstigen Haaren bedeckt. Die Grundblätter bilden eine Rosette, beginnen im Herbst zu sprießen, halten den ganzen Winter an und vertrocknen während der Blüte. Die Stängelblätter werden nach oben hin immer kleiner und sitzen stängelumfassend. Ihre Oberfläche ist bei Wildpflanzen behaart. Die Wegwarte blüht blau von Juli bis September.
Zur Herstellung der Blütenessenz nach der Sonnenmethode werden die Blüten gepflückt. Da sie sehr schnell verwelken, werden

immer nur zwei bis drei Blüten gleichzeitig gepflückt und dann möglichst schnell in eine Schale mit Wasser gelegt.

Wenn man andere mit Liebe erstickt

Ich denke immer nur an das Wohl anderer.

Ich bin leicht gekränkt, wenn jemand nicht das tut, was ich möchte.

Wenn ich jemand einen großen Gefallen tue, erwarte ich selbstverständlich etwas zurück.

Ich fühle mich oft von anderen falsch behandelt.

Ich habe Angst, im Alter allein zu sein.

Chicory-Menschen sind auf den ersten Blick sehr fürsorglich gegenüber anderen, die sie scheinbar völlig uneigennützig bemuttern. Ihre Familie ist ihnen das Wichtigste, sie tun alles für sie, selbst wenn sie die eigenen Bedürfnisse dabei zurückstecken müssen.

Dass dies aber nicht wirklich aus Nächstenliebe geschieht, erkennt man daran, dass sie ihre Unterstützung auch ungewünscht den anderen zukommen lassen und sich dabei geradezu aufdrängen. Ungefragt geben sie Ratschläge und mischen sich in Angelegenheiten ein, die sie nichts angehen. Wehren sich die anderen dagegen, so reagieren sie sofort beleidigt oder verletzt auf diese Ablehnung ihrer vermeintlichen Fürsorglichkeit.

Tatsächlich nämlich treibt sie nicht die Nächsten-, sondern pure egoistische Eigenliebe. Sie wollen andere beherrschen und manipulieren sie ständig, damit sie das tun, was die Chicory-Menschen von ihnen wollen. Dabei appellieren sie vor allem an Dankbarkeit und Pflichtgefühl.

Um ihre Wünsche durchzusetzen, üben sie auf die anderen Druck aus. Sie brechen in Tränen des Selbstmitleids aus oder erpressen die eingeforderte Aufmerksamkeit und Zuwendung durch Krankheiten. Typisch sind spontane Migräneanfälle, Herzbeschwerden oder Asthmaanfälle beziehungsweise alle Arten von Erkrankun-

gen, die andere in Angst versetzen oder solche, die sie hilflos und pflegebedürftig machen. Schon Kinder im Chicory-Zustand klagen über Bauchschmerzen, wenn sie ihren Willen nicht bekommen.
Im Extremfall greifen sie auf das Mittel des Selbstmordversuchs zurück, dessen ausschließliches Motiv Erpressung ist. Der Suizid wird angedroht und unter günstigen Bedingungen auch versucht, aber so, dass der Betreffende rechtzeitig gefunden wird. Er will nicht wirklich sterben.
Chicory-Eltern gelten nach außen als sehr fürsorglich; in Wirklichkeit aber engen sie ihre Kinder so sehr ein, dass sich diese seelische Erstickung zum Teil körperlich als Asthma manifestiert.
Ihre oft strenge Erziehung legitimieren sie mit ihrer elterlichen Verantwortung, doch dahinter verbirgt sich ein illegitimer Machtanspruch. Sie bestrafen ihre Kinder häufig mit Liebesentzug. Materielle Zuwendung müssen die Kinder sich vielfach durch Wohlverhalten »erarbeiten«.
Den Partner bestrafen Chicory-Menschen, indem sie sich ihm sexuell verweigern.
Was ist der tiefere Grund für ein solches Verhalten? Chicory-Menschen können nicht allein sein und haben davor schreckliche Angst. Auf der Flucht vor sich selbst projizieren sie die eigene Identität in ihre Nächsten. Ihrem Leben messen sie keinen eigenständigen Sinn zu, den müssen ihre Lieben ihnen liefern. Somit machen sie sich von anderen abhängig.

Chicory bei Kindern

Chicory-Kinder versuchen durch Erpressung ihren Willen durchzusetzen, wenn etwas nicht nach ihren Wünschen verläuft. So weinen sie tränenreich gegenüber den Eltern oder drohen einem Spielgefährten mit dem berühmten: »Ich bin nicht mehr dein Freund, wenn du jetzt nicht mit mir spielst.« Oder sie reagieren mit Vorwürfen, dass sie nie bekommen, was sie wollten usw. Wenn gutmütige Eltern nicht die Kraft aufbringen, sich diesem Verhalten zu widersetzen, reagieren ihre Kinder geradezu tyrannisch.

Unangenehmen Situationen wie Klassenarbeiten entziehen sie sich gelegentlich durch Krankheit oder sie bleiben dem Unterricht in ungeliebten Fächern wegen kleinerer Unpässlichkeiten oder auch Kopfschmerzen fern. Mit Kritik können sie nicht umgehen und reagieren sofort beleidigt.

Clematis – Gemeine Waldrebe

Clematis vitalba

Die Pflanze

Mehrjährige, sommergrüne, holzige Kletterpflanze mit fester, hellbrauner Rinde und gegenständigen, zusammengesetzten, 15 bis 20 Zentimeter großen Blättern. Die Blattstiele sind lang und gewunden, sodass die Pflanze hochranken und sich festhalten kann. Die Blüten erscheinen in großen Blütenrispen am Ende kurzer Seitenzweige. Die Blüten haben keine Blütenblätter, dafür aber vier bis sechs mit Flaum bedeckte, ca. 18 Millimeter lange Kelchblätter mit grünlich-weißer Farbe. Blüte- und Erntezeit ist von Juli bis September.
Clematis wächst in Hecken, Dickichten und Wäldern auf kalkhaltigen Böden.
Die Herstellung der Blütenessenz erfolgt nach der Sonnenmethode.

Die Tagträumer

Selbst in Gesellschaft gehe ich meinen eigenen Gedanken nach und nehme gar nicht wahr, was um mich herum passiert. Wenn mich dann jemand etwas fragt, erschrecke ich oft.

Ich bin oft in Gedanken versunken. Dabei handelt es sich meist nicht um reale Dinge, sondern eher um Phantasien und Wunschvorstellungen. Ich nehme vieles nicht wahr, was um mich herum geschieht.

Ich träume immer davon, alles besser und schöner zu machen; manchmal träume ich auch davon, die Welt zu verbessern.

Ich habe sehr viele Phantasien hinsichtlich der Zukunft.

Clematis-Typen leben mehr in einer Traum- und Phantasiewelt als in der Realität. Sie sind häufig geistesabwesend, träumen mit offenen Augen und nehmen von ihrer Umgebung wenig Notiz. Sie wirken verschlafen und erwecken den Eindruck, »nicht ganz da zu sein«. Bei Unterhaltungen hören sie gar nicht wirklich zu. Menschen und Dinge sehen sie an, ohne sie tatsächlich wahrzunehmen. Bald schon vergessen sie, was um sie herum gesprochen worden ist.
Da ihre Gedanken ständig abschweifen, sind sie bei ihrer Arbeit meist unkonzentriert und lassen sich leicht ablenken. Vor allem sind sie äußerst vergesslich, denn an äußeren Dingen sind sie prinzipiell nicht interessiert. Ihre Traum- und Phantasiewelt nimmt sie teilweise derart in Beschlag, dass sie im realen Leben kaum zurechtkommen.
Aufgrund ihrer Unaufmerksamkeit erleben sie häufig kleinere Missgeschicke: Sie stolpern, fallen hin, bleiben irgendwo hängen, rempeln andere Leute unabsichtlich an oder lassen Gegenstände fallen.
Das Desinteresse an der realen Welt und die daraus resultierende Antriebsschwäche schlagen sich häufig auf der körperlichen Ebene nieder: Ihr Gesicht ist blass und ausdruckslos, ihre Hände und Füße sind meist kalt, da sie unter Durchblutungsstörungen leiden. Im Krankheitsfall machen sie sich kaum die Mühe, gesund zu werden, da sie ohnehin lieber im Bett bleiben und ihren Träumen nachhängen.

Clematis bei Kindern

Clematis-Kinder wirken verschlafen. Man hat den Eindruck, dass sie nicht richtig da sind. Da sie mehr in ihrer Phantasiewelt als in der Wirklichkeit leben, bewegen sie sich träumerisch und unauf-

merksam gegenüber ihrer äußeren Umwelt. So passieren ihnen immer wieder Missgeschicke: Sie stolpern beispielsweise, fallen hin, bleiben irgendwo hängen und zerreißen sich dabei ihre Kleidung, werfen aus Versehen Gegenstände um oder rempeln Leute an. Helfen sie in der Küche, geht auch mal Geschirr zu Bruch.
In der Schule können diese Kinder sich nur schlecht konzentrieren, da ihre Gedanken ständig abschweifen. Vieles bekommen sie nicht mit und sie sind ziemlich vergesslich.

Crab Apple – Holzapfel
Malus pumila

Die Pflanze

Kleiner, bis neun Meter hoher, ausladender Baum mit grauem Stamm und rissiger Rinde. Die Blätter sind oval, ca. vier Zentimeter lang, auf der Oberseite dunkelgrün und glatt, wogegen die Unterseite mit Flaum bedeckt ist. Sie sind wechselständig angeordnet und wachsen zusammen mit kleinen, harten Stacheln an den Trieben der Äste. Die Blüten wachsen in Büscheln von jeweils fünf oder sechs Blüten. Die Knospen sind intensiv rosa. Nach dem Öffnen der Knospen erscheinen die fünf Blütenblätter weiß bis rosa.
Der Holzapfel wächst in Hecken, Dickichten und in offenen Wäldern.
Geerntet werden die Zweigspitzen mit den Blättern und Blüten im Mai. Die Herstellung der Blütenessenz erfolgt nach der Kochmethode.

Der Ekel vor allem Unreinen

Ich mache alles zu genau, geradezu kleinkariert.

Ich habe Angst vor Ansteckung, vor Infektionen.

Bei der Sexualität habe ich das Gefühl, es wäre etwas Schmutziges.

Ich kann aus keiner Tasse trinken, aus der schon jemand anderes getrunken hat.

Menschen im Crab-Apple-Zustand empfinden ein zwanghaftes Reinheitsbedürfnis, sowohl auf körperlicher als auch seelisch-geistiger Ebene. Ihre Gedanken kreisen hauptsächlich um Dinge, die sie in irgendeiner Form als unrein, schmutzig oder abstoßend empfinden und von denen sie glauben, sich reinigen zu müssen.
Ihre Abscheu bezieht sich auf Schmutz, Bakterien, Spinnen, Ausscheidungen, Schweiß, Hautausschläge und Lebensmittel, die ihnen nicht mehr ganz frisch erscheinen. Fremde Toiletten meiden sie, teils aus Ekel, teils aus Angst, sich zu infizieren. Körperlicher Kontakt, zum Beispiel Küssen und Stillen, ist für sie schwierig, vor allem aber der Geschlechtsakt, da sie ihn als etwas Unanständiges und Schmutziges empfinden. Sie neigen dazu, sich übertrieben oft zu waschen oder zu duschen, insbesondere wenn sie geschwitzt haben.
Seelisch fühlen sie sich unrein, wenn sie ihre eigenen Ansprüche nicht erfüllen können. Sie arbeiten mit krankhafter Pedanterie und verlieren häufig den Überblick, denn ihre Gedanken werden von völlig nebensächlichen Dingen in Beschlag genommen. Sie finden so lange keine Ruhe, bis die störende Angelegenheit in Ordnung gebracht ist.
Das Gefühl, unrein zu sein, manifestiert sich körperlich oft in Form von Allergien und Hautausschlägen. Daher wird Crab Apple zusätzlich zur innerlichen Einnahme zusammen mit anderen nötigen Blüten vielfach auch äußerlich in Form von Umschlägen, Cremes oder Badezusätzen angewandt.

Crab Apple bei Kindern

Crab-Apple-Kinder mögen keine Unordnung, daher ist ihr Zimmer immer sorgfältig aufgeräumt. Oft werden Bauklötze oder Legosteine nach Größe oder Farben sortiert.

Diese Kinder wollen immer ordentlich und sauber gekleidet sein. Der kleinste Fleck auf einem T-Shirt oder ein verschwitztes Unterhemd sind Anlass zu sofortigem Kleidungswechsel. Auch waschen sie sich auffallend häufig, denn ihre eigenen Ausdünstungen und Hautunreinheiten empfinden sie als ebenso eklig wie den Schweiß, Schmutz oder die Hautausschläge anderer. Nie würden sie etwas von fremdem Besteck essen oder vom Brot ihrer Geschwister abbeißen.
Ungeachtet ihrer Interessen sind Crab-Apple-Kinder in allen Fächern Musterschüler und erbringen überall beste Leistungen.

Elm – Ulme
Ulmus procera

Die Pflanze

Großer, mächtiger Baum mit Größen bis 45 Meter und einer tief gefurchten, gräulichen Rinde. Die Blätter sind spitz zulaufend und fünf bis acht Zentimeter groß und oval. Sie haben einen kurzen Stiel, sind auf der Oberseite rau und auf der Unterseite weich behaart. Die Blüten erscheinen vor dem Öffnen der Blattknospen. Die kleinen und sehr zahlreichen Blüten sind in rotbraunen Büscheln angeordnet. Die Blütezeit ist je nach Witterung von Februar bis April.
Die Herstellung der Blütenessenz erfolgt nach der Kochmethode. Es werden ca. 15 Zentimeter lange Triebe mit den Blüten gepflückt.

Wenn die äußere Anforderung zu hoch wird

Ich habe im Augenblick das Gefühl, meinen Anforderungen nicht gerecht werden zu können.

Ich habe mir subjektiv und objektiv zu viel zugemutet. Das kann ich nicht schaffen.

Ich habe momentan Angst, ich könnte die mir gestellten Aufgaben nicht bewältigen.

Meine Arbeit liegt wie ein unüberwindlicher Berg vor mir.

Die Bach-Blüte Elm ist immer dann indiziert, wenn die äußeren Anforderungen vorübergehend so hoch sind, dass sich die Betroffenen hoffnungslos überfordert fühlen. Ihre Aufgabe liegt dann wie ein unüberwindlicher Berg vor ihnen und sie fühlen sich ihr nicht gewachsen. Schlagartig verlassen sie die psychischen und manchmal auch die physischen Kräfte, was sich in folgenden Symptomen äußern kann: geistiges Blackout, Kreislaufkollaps, Ohnmacht, nervöse Schluckbeschwerden, Herzklopfen, Konzentrationsstörungen, plötzlicher Gedächtnisverlust, starke Nervosität, im Extremfall sogar Nervenzusammenbrüche.
Typisches Beispiel eines akuten Elm-Zustandes ist eine Prüfungssituation, in der der Kandidat unerwartet versagt, obwohl er eigentlich bestens vorbereitet ist und alles weiß. Zunächst stellt er alles korrekt dar. Dann aber wirft ihn eine unerwartete Frage aus der Bahn, sodass alles Gelernte plötzlich wie weggeblasen ist.
Eine weniger dramatische Elm-Phase durchleben Schüler, Studenten oder Seminarteilnehmer, die wegen der Fülle des Stoffes überlastet sind und dem Unterricht beziehungsweise der Vorlesung nicht mehr folgen können.

Elm bei Kindern

Kinder, die im Elm-Zustand sind, fühlen sich von einer bestimmten Aufgabe leicht überfordert, wenn sie meinen, ihr vom Umfang her nicht gewachsen zu sein. Dabei handelt es sich um Aufgaben, die sie sich normalerweise durchaus zutrauen und auch bewältigen können. Nun aber sind sie von dem Eindruck, etwas nicht zu schaffen, vollkommen gelähmt. Ob es sich um das Aufräumen ihres Zimmers, eine Mithilfe bei der Haus- oder Gartenarbeit oder die Erledigung ihrer Hausaufgaben handelt: Sie sehen die Aufgabe dann als unüberwindlichen Berg vor sich und diese Vorstellung

allein reicht schon, dass sie mitunter stundenlang über einer Hausaufgabe sitzen und nicht vorankommen.
In der Schule erleben sie teilweise Blackouts. Werden sie zu einem Thema befragt, bei dem sie nicht ganz sicher sind, kann es ihnen passieren, dass schlagartig alles Gelernte weg ist und ihnen gar nichts mehr einfällt.

Gentian – Herbstenzian
Gentiana amarella

Die Pflanze

Krautige Pflanze mit vierkantigem, geradem, beblättertem Stängel, die bis 30 Zentimeter hoch werden kann. Der bittere Enzian hat purpurrote Stängel mit dunkelgrünen, von drei kräftigen Adern durchzogenen fest sitzenden Blättern, die die Form einer Lanzenspitze haben. Die bläulichroten Blüten wachsen einzeln oder in kleinen Büscheln aus den Blattachseln heraus. Eine Blüte befindet sich am Stielende. Die Blütenröhren sind doppelt so lang wie der Blütenkelch und fünfgeteilt. Blütezeit ist von August bis Oktober. Die Pflanze gedeiht auf trockenem Hügelland, auf Felsen und Dünen.
Zur Herstellung der Blütenessenz nach der Sonnenmethode werden die Blüten gepflückt.

Wenn man immer alles schwarz sieht

Ich grüble ständig.

Es fällt mir schwer, etwas positiv zu sehen.

Ich bin ein Pessimist.

Bei Schwierigkeiten bin ich sehr leicht entmutigt und zweifle, ob es gut gehen wird.

Gentian-Typen haben eine pessimistische Grundeinstellung. Bei auftretenden Schwierigkeiten sind sie sofort entmutigt, da sie ohnehin nicht mit einem Erfolg gerechnet haben. Sie geben dann vorzeitig auf, jeder weitere Versuch erscheint ihnen sinnlos.
Ihre Sicht auf das Leben ist durch einen Grauschleier verdüstert. Sie machen sich ständig über irgendetwas Sorgen und haben auch keine Zuversicht, dass die Zukunft ihnen Positives bringt. Im Gegenteil sind sie stets wegen ihrer finanziellen und materiellen Absicherung beunruhigt.
Die Tragik der Gentian-Menschen ist, dass ihre negative Erwartungshaltung sich im Sinne der selbst erfüllenden Prophezeiung bestätigt. Ihren Misserfolg verdanken sie meistens ihren eigenen negativen Gedanken: Wer in Erwartung der Katastrophe wie das Kaninchen vor der Schlange gelähmt verharrt, anstatt aktiv zu werden, braucht sich nicht über den ausbleibenden Erfolg zu wundern.
Die Blüte Gentian vermag den Betroffenen aus Entmutigung und Niedergeschlagenheit zu helfen und sie bei der Erkenntnis zu unterstützen, dass ihre eigene negative Einstellung ihr größter Feind ist. Gelingt es ihnen, positiver zu denken, so verläuft ihr Leben angenehmer und unbeschwerter.

Gentian bei Kindern

Gentian-Kinder verlieren bei auftretenden Schwierigkeiten oder gar Fehlschlägen schnell den Mut und geben auf. Zu einem weiteren Versuch sind sie nur schwer zu überreden, da ihrer Meinung nach auch der schief gehen wird.
Kleine Kinder weinen bitterlich, wenn ihnen ein Turm umgestürzt ist und sind kaum zu beruhigen. Dennoch weigern sie sich, ihn noch einmal aufzubauen. Bei Schulkindern beobachtet man diese völlige Entmutigung beispielsweise nach einer verpatzten Klassenarbeit.

Gorse – Stechginster
Ulex europaeus

Die Pflanze

Unverwechselbarer, äußerst dorniger, dichter Strauch mit einem halben bis zu zwei Meter Höhe. Die Hauptäste sind behaart. Von ihnen zweigen mehrere kurze Äste, die grüngrau, gefurcht und mit vielen harten, spitzen und sich gabelnden Dornen besetzt sind, waagerecht ab. Die Blätter sind bei der Jungpflanze weich und behaart. Aus ihnen entwickeln sich ein bis zwei Zentimeter lange, sehr spitze grüne Dornen. Die in großer Menge erscheinenden Blüten sind goldgelb und entstehen in den Blattachseln der Triebe des Vorjahres. Die Hauptblütezeit ist in den Monaten April und Mai, jedoch erscheinen vereinzelte Blüten fast das ganze Jahr über. Der Stechginster wächst auf steiniger Erde, auf trockenen Wiesen und Heideboden.
Zur Herstellung der Blütenessenz nach der Sonnenmethode werden die Blüten im April, Mai oder Juni gepflückt.

»Mir kann ja doch keiner mehr helfen.«

In mir ist ein hilfloses, trauriges Gefühl, ein Gefühl, mir könnte niemand helfen.

Ich fühle mich ziemlich verloren.

Ich bin unheilbar krank und kann nicht mehr auf eine Besserung hoffen.

Ich bin ein hoffnungsloser Fall.

Der Gorse-Zustand tritt bei Menschen ein, die sich in einer ausweglosen Situation befinden, etwa bei einer chronischen Krankheit, bei der alle Therapieversuche gescheitert sind. Wiederholte Rückschläge und vergebliche Versuche haben die Betroffenen mut- und hoffnungslos gemacht: Sie finden sich mit ihrem vermeintlich unabänderlichen Schicksal ab und halten jegliche weitere Bemühung für reine Zeitverschwendung. Wenn sie sich dennoch auf eine neue Behandlung einlassen, so tun sie dies gegen ihre innere Überzeugung und einzig ihren Angehörigen zuliebe.

Aus eigenem Antrieb aber unternehmen sie keine Therapieversuche mehr. Sie haben alle Hoffnung und jeglichen Ehrgeiz in dieser Hinsicht aufgegeben, obwohl ihr Leben in seiner Trostlosigkeit und Düsternis kaum erträglich ist.

Die Blüte Gorse hilft, diese innere Blockade zu beseitigen und Hoffnung zu erwecken. Als seelisches »Umstimmungsmittel« ist sie empfehlenswert bei allen Erkrankungen, bei denen ein Stillstand der Besserung eingetreten ist und der Behandlungserfolg stagniert.

Gorse bei Kindern

Kinder, die Gorse benötigen, haben in ihrem kurzen Leben schon viel Leid erfahren. Sie sind mutlos und ohne Hoffnung, dass sich irgendetwas an ihrer Situation oder ihrem Schicksal ändern wird. Sie fühlen sich müde und sind es leid, ständig zu kämpfen, auch wenn sie es sich nicht immer anmerken lassen und eher unauffällig wirken.

Spricht man sie auf die sie belastende Situation, etwa Scheidung der Eltern oder Krankheit, beispielsweise Neurodermitis, an, wehren sie achselzuckend mit der Bemerkung ab: »Da kann man halt nichts machen, das wird sich wohl nie ändern.«

Gorse sollte bei allen Kindern eingesetzt werden, die in schwierigen Familienverhältnissen leben oder an einer Krankheit leiden, die als unheilbar gilt.

Heather – Gemeines Heidekraut
Calluna vulgaris

Die Pflanze

Stark verzweigter Strauch, der 70 bis 90 Zentimeter hoch wird und gerade oder halb kriechend wächst. Die kleinen, nur zwei Millimeter langen Blätter stehen wechselständig, wobei jedes Blattpaar dem vorigen gegenüber anders ausgerichtet ist. Sie sitzen eng zusammen und haben eine dreieckige Form. Die Blüten sind rosa- bis lilafarben und wachsen als einseitswendige Trauben an den Zweigspitzen. Die Früchte sind innen in vier Nischen geteilte Kapseln, von denen jede einen kleinen Samen enthält.
Das Heidekraut ist fast in ganz Europa verbreitet. Es wächst vor allem auf Hochebenen, Weiden und Mooren, wobei es magere und saure Böden bevorzugt.
Zur Herstellung der Blütenessenz nach der Sonnenmethode werden die Blüten und frischen Zweige oberhalb der verblühten Pflanzenteile von Juli bis September gepflückt.

»Ich, ich, ich!«

Ich klammere mich häufig an andere; ich habe ein ziemlich einnehmendes Wesen.

Ich bedauere mich häufig selbst.

Meine Freunde beklagen sich darüber, dass ich immer reden muss, aber schlecht zuhören kann, wenn andere sprechen.

Ich nehme alles in Kauf, um im Mittelpunkt zu stehen.

Die Heather-Typen wollen stets im Mittelpunkt stehen, brauchen ständig Publikum und beanspruchen dessen vollständige Aufmerksamkeit. In ihrem übertriebenen Mitteilungsbedürfnis erzählen sie jedem Beliebigen, was sie beschäftigt. Dabei handelt es sich vielfach um belanglose Dinge, die niemanden interessieren.

Aufdringlich überschütten sie den anderen mit ihrem Redeschwall und lassen ihn selbst überhaupt nicht zu Wort kommen. Versucht der andere, sich höflich dieser Zudringlichkeit zu entziehen, halten sie ihn oft am Ärmel fest.
Ihren »Kletten«-Charakter verdanken sie zudem ihrer Unfähigkeit, allein zu sein. Sie erzwingen die Zuwendung von anderen, ohne zu bemerken, wie anstrengend sie für diese sind.
Die Ichbezogenheit von Heather-Menschen zeigt sich teilweise auch in hypochondrischer Selbstbeobachtung. Die winzigsten Bagatellsymptome werden aufgebauscht und der Umwelt mitgeteilt. Werden diese Menschen dann tatsächlich einmal krank, sind sie wehleidig und verlangen sehr viel Zuwendung.

Heather bei Kindern

Kinder vom Heather-Typus fallen wegen ihres aufdringlichen Verhaltens bald auf.
Der Zwang, Aufmerksamkeit auf sich zu ziehen, drückt sich vor allem darin aus, dass sie sich in den Mittelpunkt schieben: Sie reden ständig, lassen andere nicht zu Wort kommen, mischen sich in die Gespräche Erwachsener ein und werden auch physisch aufdringlich, indem sie nahe an sie heranrücken.
Wird ihnen die allgemeine Aufmerksamkeit verweigert, erzwingen sie diese mit allen Mitteln. Sie werden dann albern, hampeln auffällig herum, singen laut oder geben andere Geräusche von sich. Dabei ist ihnen eine Strafe immer noch lieber, als übersehen zu werden.
Heather-Kinder können schlecht allein sein. Sie sind sehr anhänglich und schlafen am liebsten bei den Eltern. Um sich deren ständige Aufmerksamkeit zu sichern, weinen und jammern sie viel. Schon um geringfügige Verletzungen machen sie ein großes Aufheben und wollen bedauert werden, weshalb sie jedem ihr Wehwehchen zeigen.

Holly – Stechpalme
Ilex aquifolium

Die Pflanze

Ein immergrüner Busch oder kleiner Baum, der bis zu zehn Meter hoch werden kann. Seine Blätter sind leuchtend dunkelgrün und lederartig. Sie sind wechselständig und wachsen auf einem kurzen Stiel. Ihr Rand ist ausgebuchtet und sie verfügen über starke Dornen – vor allem die Blätter von jungen Pflanzen. Die weißen Blüten befinden sich in Doldenform an den Blattachseln. Männliche und weibliche Blüten wachsen meist an getrennten Pflanzen. Die Blütezeit ist von Mai bis Juni. Auffallend sind vor allem die leuchtend roten Früchte im Herbst.

Die Stechpalme wächst im Hügel- und Bergland in Wäldern und Hecken.

Die Herstellung der Blütenessenz erfolgt nach der Kochmethode. Es werden ca. 15 Zentimeter lange Triebe mit den männlichen und weiblichen Blüten gepflückt.

Wenn man ständig vor Wut platzen könnte

Ich gerate sehr leicht in Wut. Manchmal bin ich so gereizt, dass mich schon Kleinigkeiten in Rage bringen.

Häufig habe ich unkontrollierbare Wutausbrüche.

Manchmal reagiere ich unfreundlich, obwohl mir der andere keinen Anlass dazu gegeben hat.

Ich ärgere mich oft über mich selbst, besonders wenn mich jemand zu etwas überredet hat, das ich im Grunde nicht wollte.

Menschen des Holly-Typs stiften überall Disharmonie, wo immer sie auch hinkommen. Sie leben in einer ständigen ärgerlichen Unruhe und verschaffen ihrem inneren Druck ungeniert Luft, ohne Rücksicht auf die Gefühle anderer zu nehmen. Sie geraten

leicht in Wut und lassen diese ungehemmt an anderen aus, finden sie doch immer einen Schuldigen.
Manchmal bekommen sie cholerische Anfälle – und sei es wegen der berühmten Fliege an der Wand. Manche suchen absichtlich Streit, indem sie andere provozieren. Andere wiederum behalten ihre Gefühle für sich, kochen aber innerlich und sind nahe daran, vor Wut zu platzen.
Sie sind immer unzufrieden und fühlen sich häufig grundlos unglücklich. Oft leiden sie unter negativen Gefühlen wie Hass, Neid, Eifersucht, Misstrauen oder Rachsucht. Sie können aber ihrem letztlich selbst verursachten Leiden kein Ende bereiten, da sie sich gegenüber positiven Gefühlen wie Liebe, Verständnis und Verzeihen verschließen.

Holly bei Kindern

Holly-Kinder sind leicht reizbar und neigen zu jähzornigem Verhalten. Bereits Kleinigkeiten erregen ihre Wut, die sie hemmungslos ausleben. Immer geben sie anderen die Schuld an ihrer schlechten Laune. Neidisch und missgünstig beobachten sie die vermeintliche Bevorzugung ihrer Geschwister durch die Eltern. Wenn diese ihnen beispielsweise zuerst zu essen geben, machen sie deswegen ein großes Theater. Sie reagieren auch mit Eifersucht auf Zärtlichkeiten, die ihre Eltern austauschen, und drängen sich zwischen sie.
Obwohl sie notorische Neinsager sind, können sie selbst Widerspruch nicht ertragen. Sie steigern sich dann in einen fürchterlichen Zorn hinein, den man nur mit viel gutem Zureden allmählich wieder besänftigen kann, bevor sie vernünftigen Argumenten zugänglich werden.

Honeysuckle – Echtes Geissblatt
Lonicera caprifolium

Die Pflanze

Holzige Pflanze mit windenden Stängeln, die sich an anderen Pflanzen emporranken. Die Stängel – vor allem die jungen – sind reich verzweigt und behaart. Die gegenständigen Blätter sind oval und auf der Oberfläche leuchtend grün gefärbt, nur die unteren Blätter sind gestielt. Die Blüten sind zu Quirlen im Zentrum der oberen Blüten zusammengefasst. Ihre Krone ist rosa- bis purpurfarben oder weißgelb. Sie sind röhrenförmig und werden drei bis vier Zentimeter lang. Blütezeit ist von Juni bis August.
Das Geißblatt wächst in Wäldern, Hecken und auf Heideböden. Die *Lonicera caprifolium* ist seltener als die *Lonicera periclymenum* (das gemeine Geißblatt), die gelbe Blüten hat.
Die Herstellung der Blütenessenz erfolgt nach der Kochmethode. Von verschiedenen Teilen der Pflanze werden ca. 15 Zentimeter lange Stiele mit den Blättern und Blüten gepflückt.

»Früher war alles besser und schöner«

Die beste Zeit meines Lebens war die Vergangenheit. Ich muss oft an sie denken; dabei kann ich mich noch ganz genau an Gefühle und sogar Gerüche erinnern.

Ich schwelge oft in nostalgischen Gefühlen.

Ich leide häufig unter Heimweh.

Ich träume oft von der »guten alten Zeit«. Ich sehne mich oft nach der Zeit vor meiner Krankheit zurück.

Honeysuckle-Menschen leben in ihren Gedanken und Gefühlen mehr in der Vergangenheit als in der Gegenwart. Sie schwelgen häufig in Erinnerungen und sprechen immer wieder von der »guten alten Zeit«, in der ihrer Meinung nach alles viel besser und

schöner war als heute. Das Glück, das sie in der vermeintlich heilen Welt vergangener Zeit empfunden zu haben glauben, scheint ihnen auf immer verloren gegangen und sie geben sich daher auch keine Mühe, ihre gegenwärtige Situation zu verbessern. Da ihre Gedanken ständig auf die Vergangenheit gerichtet sind, haben sie zunehmend Schwierigkeiten, mit der gegenwärtigen Realität klarzukommen.
Ein Hinweis auf einen latenten Honeysuckle-Zustand ist die Vorliebe der Betroffenen für die Musik aus einer vergangenen Epoche ihres Lebens (z. B. Jugend, Studentenzeit), nach der sie sich zurücksehnen.
Die Flucht in die Vergangenheit wird häufig durch äußere Umstände, wie den Tod eines nahen Angehörigen, einen Wohnungs- oder Berufswechsel, den Auszug der erwachsen gewordenen Kinder aus dem Elternhaus u. ä., ausgelöst.

Honeysuckle bei Kindern

Honeysuckle-Kinder leiden schnell unter Heimweh. In einer neuen Umgebung gewöhnen sie sich nur mühsam ein. Besonders trifft dies zu, wenn sie von den Eltern erstmalig getrennt sind, wie in Kindergarten oder Schule, wo sie anfangs viel weinen und fortwährend jammern: »Ich will wieder nach Hause«. Sie nehmen kaum am dortigen Geschehen teil und sind unkonzentriert, da sie nur an ihr Zuhause denken.
Nach einem Umzug oder Schulwechsel erzählen sie noch lange von ihren alten Freunden und geben sich keine Mühe, neue zu gewinnen. Vielfach halten sie alte Beziehungen auch weiterhin aufrecht, telefonieren regelmäßig oder wechseln Briefe.

Hornbeam – Weissbuche oder Hainbuche

Carpinus betulus

Die Pflanze

Weit verbreitete europäische Baumart mit typischem, glattem, grauem, längswulstigem Stamm. Die Hainbuche kann 25 Meter hoch werden und hat eine rundliche Krone mit aufsteigenden, an der Spitze überhängenden Zweigen. Die Blätter sind dunkelgrün und an der Unterseite mit Flaum bedeckt. Ihre Form ist herzförmig mit kurzem Stiel. Männliche und weibliche Blüten wachsen an demselben Baum und sind grüngrau gefärbt. Die männlichen Blüten wachsen in den Blütenachseln der Blätter des Vorjahres. Es sind lange, lose herabhängende Kätzchen. Die weiblichen Blüten, die am Ende der kurzen, seitlichen Triebe wachsen, stehen bis zum Heranreifen der Frucht aufwärts. Sie sind paarweise angeordnet und bestehen aus dreilappigen großen Schuppen. Jede Blüte besitzt zwei rote Narben. Blütezeit ist in den Monaten April bis Mai.
Die Hainbuche ist in ganz Europa heimisch und bevorzugt Standorte in Wiesen, Weiden und lichten Wäldern.
Die Herstellung der Blütenessenz erfolgt nach der Kochmethode. Es werden ca. 15 Zentimeter lange Triebe mit den männlichen und weiblichen Blüten gepflückt.

Müdigkeit nach geistiger Verausgabung

Ich bin so müde und würde am liebsten den ganzen Tag im Bett bleiben.

Wenn ich an meine Arbeit nur denke, werde ich immer müder. Es kostet mich dann viel Überwindung anzufangen, aber je mehr ich arbeite, desto besser geht es.

Meine Arbeit fällt mir im Augenblick sehr schwer.

Bereits die Vorstellung, was ich alles an diesem Tag zu tun habe, macht mir zu schaffen.

Manchmal hänge ich stundenlang herum, bis ich mich aufraffen kann, etwas zu tun.

Personen im Hornbeam-Zustand fühlen sich überfordert und haben den Eindruck, die Anforderungen des Alltags nicht bewältigen zu können. Da sie sich geistig völlig verausgabt haben, leiden sie an einer ausgeprägten nervösen Erschöpfung.
Sie sind ständig müde, abgespannt, energielos, antriebsschwach und haben ein extremes Schlafbedürfnis. Doch gelingt es ihnen nicht, durch ausreichenden Schlaf zu Kräften zu kommen, und sie fühlen sich morgens oft erschöpfter als abends vor dem Schlafengehen.
Es fällt ihnen sehr schwer, aufzustehen und mit einer Arbeit zu beginnen. Allein schon der Gedanke daran scheint sie zu schwächen. Manchmal hängen sie extrem lange herum, bevor sie ihre Aufgaben angehen. Haben sie jedoch erst einmal begonnen, geht ihre Arbeit in der Regel gut voran.

Hornbeam bei Kindern

Hornbeam-Kinder sind ständig müde und wirken unausgeschlafen. Es fällt ihnen schwer, morgens aufzustehen und rechtzeitig in die Schule oder den Kindergarten zu kommen. Haben sie es endlich geschafft, aufzustehen, trödeln sie herum, bleiben ewig im Bad und legen sich oft sogar nach dem Anziehen noch einmal auf ihr Bett oder die Couch im Wohnzimmer.
Mittags kommen sie erschöpft nach Hause und müssen sich erst einmal ausruhen. Eigentlich kommen sie nie so richtig in Schwung und können auch ihre Freizeit vor Erschöpfung nicht genießen.

Impatiens – Drüsentragendes Springkraut

Impatiens glandulifera

Die Pflanze

Einjährige, bis 1,80 Meter hohe Pflanze mit kräftig grün oder rot gerippten, verzweigten Stängeln. Diese sind innen hohl und erscheinen fast durchsichtig. Die Blätter sind grün und glatt mit scharf gezähnten Rändern und einer roten Mittelrippe. Sie sind lanzettlich spitz und zehn bis 15 Zentimeter lang. Die gestielten Blüten wachsen in kurzen, zwischen den obersten Blättern liegenden Blütenständen. Die Knospen sind oval und hellrot und fallen sehr schnell ab. Die Blüten sind malvenfarbig und lippenförmig. Die Blütezeit ist von Juli bis September.
Impatiens wächst an Fluss- und Bachufern und auf feuchter Erde in tiefen Lagen.
Zur Herstellung der Blütenessenz nach der Sonnenmethode werden nur die hellmalvenfarbigen Blüten verwendet.

»Schnell, schnell, schnell!«

Ich arbeite immer sehr schnell.

Ich lasse mich oft aus Ungeduld zu Fehlern hinreißen.

Ich nehme anderen oft aus Ungeduld das Wort aus dem Mund.

Ich treibe andere oft zur Eile an.

Ich hasse es zu warten.

Impatiens-Typen sind ungeduldig. Nichts kann ihnen schnell genug gehen, überall verbreiten sie sofort Hektik. Sie haben eine schnelle Auffassungsgabe, arbeiten schnell, sprechen schnell, bewegen sich schnell und schlingen ihr Essen in Rekordzeit hinunter.
Sie hetzen sich selbst oft bis zur Erschöpfung und treiben auch

andere zur Eile an. Dabei macht deren relative Langsamkeit sie oft rasend und sie reagieren ungeduldig und gereizt. Lieber arbeiten sie allein, sodass sie ihr Tempo durchhalten können.
Warten zu müssen ist für sie schrecklich. Nervös und ungeduldig überlegen sie dann, was sie in der Zwischenzeit alles hätten erledigen können. Wegen ihrer hektischen Lebensweise leiden sie meist unter einer starken nervlichen Anspannung und können nur schwer abschalten.
Menschen im Impatiens-Zustand gehen übrigens auch mit ihren Krankheiten sehr ungeduldig um. Sie ärgern sich ungemein darüber und ihre Genesung kann ihnen nicht schnell genug gehen.
Die Blüte Impatiens hilft, mehr Geduld mit sich selbst und anderen zu haben und ein weniger angespanntes Leben zu führen.

Impatiens bei Kindern

Die auffällige Ungeduld eines Impatiens-Kindes kann sowohl Erwachsenen als auch anderen Kindern schnell auf die Nerven gehen. Beispielsweise wird es sofort unwillig, wenn die Mutter unterwegs ein Gespräch mit jemandem beginnt, und besteht unverzüglich darauf, weiterzugehen. Wird seinem Drängeln nicht nachgegeben, reagiert es zornig: Es zerrt an der Mutter, beschimpft sie, schreit oder weint vor Wut.
Im Umgang mit Freunden und Klassenkameraden verhält das Impatiens-Kind sich ähnlich. Beim Spiel verliert es schnell die Geduld: Sind ihm andere Kinder zu langsam, treibt es sie zur Eile an und drängt sie gar beiseite. Häufig kann man beobachten, wie es anderen Bauklötze aus der Hand reißt, mit denen es selbst zügig einen Turm baut. Wenn dieser aber dann nicht hält, wird es wütend und wirft ihn um. Da Impatiens-Kinder aufgrund ihrer Hektik nicht sehr sorgfältig sind, geschieht dies relativ häufig. Alle Handgriffe, die Fingerspitzengefühl erfordern, bereiten ihnen Schwierigkeiten.

Larch – Lärche
Larix decidua

Die Pflanze

Die Lärche ist ein 30 bis 40 Meter hoher, nadelabwerfender Baum. Der Stamm ist kerzengerade, die Rinde, die von zahlreichen Längsrissen durchzogen wird, ist im Inneren rot gefärbt. Die Hauptäste wachsen mehr oder weniger waagerecht. Die Nadeln stehen wechselständig oder in Quirlen auf den Zweigen. Die Früchte entwickeln sich aus den weiblichen Blüten und bilden drei bis vier Zentimeter lange Zapfen. Diese bestehen aus zuerst roten und dann braunen Schuppen. In der Achsel eines jeden Zapfens befinden sich zwei ovale geflügelte Samen.
Die Lärche wächst meist in höheren Lagen. Sie bildet Wälder, ist aber auch vereinzelt auf felsigen Plätzen und Schuttkegeln zu finden.
Die Herstellung der Blütenessenz erfolgt nach der Kochmethode. Es werden ca. 15 Zentimeter lange Triebe mit den jungen Blattbüscheln und den männlichen und weiblichen Blüten gepflückt.

»Das kann ich nicht.«

Ich habe sehr wenig Selbstvertrauen und bin oft erstaunt, wenn ich Erfolg habe.

Wenn ich etwas nicht schaffe, fühle ich mich wie ein Versager.

Ich habe Angst zu versagen.

Ich leide unter Erwartungsängsten.

Prüfungsängste quälen mich oft schon viele Wochen vor der Prüfung.

Larch ist die Blüte für Menschen, die aus mangelndem Selbstvertrauen an ihren Fähigkeiten zweifeln. Während sie die anderen für

tüchtiger als sich selbst halten, stellen sie grundsätzlich ihren eigenen Erfolg in Frage.
Sie sind schüchtern, gehemmt, fühlen sich anderen gegenüber unterlegen und leiden unter Versagensängsten. So fürchten sie sich vor allem Neuen, was sich in Form von Lampenfieber, Erwartungs- und Prüfungsängsten bemerkbar macht.
Bei auftretenden Schwierigkeiten verlieren sie schnell den Mut und geben auf. Diese Verzagtheit wird häufig als Feigheit gedeutet. Das Gefühl, ein Versager zu sein, belastet sie sehr stark. Auf Kritik und Tadel reagieren sie aus Betroffenheit sehr empfindlich.

Larch bei Kindern

Larch-Kinder sind schüchtern und gehemmt. Im Kleinkindalter hängen sie ständig am Rockzipfel ihrer Mutter. Ihnen mangelt es an Selbstvertrauen, sie erröten leicht, stottern oft vor Aufregung oder bekommen kein Wort heraus.
Aus Angst zu versagen sind sie in der Schule unsicher und zurückhaltend. Werden sie etwas gefragt, was sie nicht auf Anhieb wissen, können sie in Tränen ausbrechen. Entsprechend groß sind ihre Prüfungsängste, die sie schon Wochen vor dem eigentlichen Termin quälen. Ein Lehrer, der ihre Selbstsicherheit stärkt, kann ihnen diese Angst allerdings nehmen, sodass sie in der Lage sind, ohne größere Aufregung ihrem Wissensstand entsprechende Leistungen zu erbringen.

Mimulus – Gefleckte Gauklerblume
Mimulus guttatus

Die Pflanze

Die mehrjährige, krautige Pflanze mit hohlem Stängel wächst bis 30 Zentimeter hoch. Die Blätter sind glatt, rundlich und gegenständig angeordnet. Der breite Blattstiel ist unten mit dem des

entgegengesetzten Blattes verwachsen. Das Blatt ist der Länge nach von mehreren Adern durchzogen. Die großen gelben Blüten stehen einzeln an bis zu vier Zentimeter langen Blütenstielen, die aus den Blattachseln der unteren Blätter wachsen. Die gefleckte Gauklerblume verdankt ihren Namen den roten Sprenkeln auf dem unteren Blütenblatt. Die Blütezeit ist von Juni bis August. Standort sind feuchte Plätze in der Nähe von Bächen und Flüssen.
Zur Herstellung der Blütenessenz nach der Sonnenmethode werden die Blüten in den Monaten Juni bis August gepflückt.

Ein ängstlicher Typ

Das Autofahren hat mir früher nichts ausgemacht. Jetzt habe ich Angst, dass mir etwas passiert.

In ein Flugzeug bekommt mich keiner, obwohl ich gerne einmal fliegen würde. Aber die Angst abzustürzen lässt es nicht zu.

Ich kann aus dem ersten Stock nicht aus dem Fenster sehen; ich bekomme es sofort mit der Angst zu tun. Auf den Balkon gehe ich immer mit gemischten Gefühlen.

Die Angst vor allen möglichen Dingen lässt mich in jeder Hinsicht nicht das tun, was ich eigentlich vorhabe. Es ist furchtbar.

Mimulus-Typen sind überaus ängstlich und sensibel. Sie reagieren überempfindlich auf äußere Reize wie Hitze, Kälte, Lärm, grelles Licht oder auch auf Aggressionen anderer. Im Gegensatz zu Aspen-Menschen beziehen sich ihre Ängste auf konkrete Dinge. Sie haben z. B. Angst vor Wasser, Gewittern, fremden Menschen, Einbrechern, Tieren, Schmerzen, Unfällen u. a.
In der Regel sprechen Menschen im Mimulus-Zustand nicht über ihre Furcht, doch können sie sie nicht verbergen, wenn sie mit dem Angst auslösenden Phänomen konfrontiert werden, etwa wenn sie in einen Aufzug oder in ein Flugzeug steigen sollen, wenn sie aus einer Menschenmenge flüchten oder sich beim Arzt mit Händen und Füßen gegen eine Spritze wehren.

Auch für die Mitmenschen von Mimulus-Typen ist das Leben nicht leicht, denn auf deren Empfindlichkeiten muss immer Rücksicht genommen werden, was manchmal geradezu tyrannisch ist. Dabei wollen die Betroffenen es den anderen nicht schwer machen, aber sie handeln aus einem inneren Leidensdruck heraus, der ihnen keine Alternative lässt.

Mimulus bei Kindern

Mimulus-Kinder sind hypersensibel und reagieren auf jegliche äußeren Reize mimosenhaft und überängstlich. Ihre Ängste beziehen sich auf Konkretes. Eine Spritze oder ein Zahnarztbesuch sind für sie ein unerträglicher Alptraum, wie übrigens auch für alle anderen Betroffenen einer solchen Situation: Sie geraten vor Angst völlig außer sich, schreien, zittern und steigern sich regelrecht in Panik.

Mustard – Wilder Senf

Sinapis Arvensis

Die Pflanze

Eine einjährige, 30 bis 60 Zentimeter hohe Pflanze mit senkrecht nach oben wachsendem, verzweigtem Stängel. Dieser ist gefurcht und mit kurzen, rauen Härchen überzogen. Die Blätter haben eine raue Oberfläche und die Form einer Leier. Die unteren wachsen an kurzen Stielen, die oberen sind ungestielt. Die Blüten sind zunächst in dichten Trauben angeordnet, die sich strecken, sobald die Frucht gebildet wird. Sie bestehen aus vier hellgelben Blütenblättern.

Der Ackersenf wächst auf Feldern und an Wegrändern. Blütezeit ist von Mai bis Juni.

Die Herstellung der Blütenessenz erfolgt nach der Kochmethode. Von verschiedenen Pflanzen werden die Blütenköpfe oberhalb der verwelkten Blätter und Samenkapseln gepflückt.

Wenn grundlos Traurigkeit kommt

Mich überkommt manchmal urplötzlich eine tiefe Traurigkeit und Melancholie.

Meine Stimmung ist häufig so trüb wie das Wetter; ich weiß nicht, warum.

Ich leide öfter unter depressiven Phasen. Diese kommen ohne äußeren Anlass.

Personen im Mustard-Zustand leiden unter Phasen von Melancholie bis hin zu tiefer Niedergeschlagenheit, die ohne erkennbaren Grund auftauchen und wieder verschwinden können. In solchen Phasen verlieren die Menschen ihre Antriebskraft; sie ziehen sich ganz in sich zurück und leiden unter einer Schwermut, deren Schattierungen von Unlust, Melancholie, grundloser Traurigkeit bis hin zu schweren Depressionen reichen.
Die Betroffenen berichten von einem Gefühl völliger innerer Leere. Plötzlich erscheint ihnen alles sinnlos und düster, als ob jemand das Licht ausgeschaltet hätte.

Mustard bei Kindern

Mustard-Kinder wirken irgendwie traurig, wenn sie uns still und in sich gekehrt aus großen, leeren Augen anblicken. Ein Grund für ihre tiefe Melancholie ist nicht erkennbar. Sie verneinen meist auch die Frage, ob ihnen etwas fehle. Schließlich aber verflüchtigt sich diese freudlose Stimmung bei ihnen genauso, wie sie aufgetaucht ist: ohne äußeren Anlass.

Oak – Eiche
Quercus robur

Die Pflanze

Laubabwerfender Baum, der 20 bis 30 Meter hoch wird und dessen breite, kräftige Äste eine unregelmäßige Krone bilden. Die Rinde der jüngeren Zweige ist glatt und glänzend grau. Mit dem Altern der Zweige wird die Rinde immer dunkler und rissiger. Die des Stammes ist reichlich verkorkt und mit zahlreichen Längsrissen durchzogen. Die Blätter verfügen über einen sehr kurzen Stiel, sind verkehrt eiförmig und stark eingeschnitten. Eichen sind zweihäusig, es gibt also männliche und weibliche Pflanzen. Die Früchte sind ovale Hüllfrüchte, die Eicheln. Die weiblichen Blüten wachsen auf einem hängenden Stiel und bestehen aus zahlreichen Hüllblättern, die den Fruchtknoten umhüllen. Es stehen meist zwei bis fünf zusammen.
Eichen wachsen in reinen Eichenwäldern oder in Mischwäldern, meist mit Buchen zusammen, oft auch einzeln auf frischen, grundfeuchten Böden.
Zur Herstellung der Blütenessenz nach der Sonnenmethode werden die weiblichen Blüten gesammelt. Dazu wird ein Feld ausgewählt, das in der Nähe eines Eichenwaldes liegt.

Raubbau an der Gesundheit

Ich habe ein sehr ausgeprägtes Pflichtgefühl.

Ich fühle mich für sehr vieles zuständig und arbeite deswegen hart.

Ich mute mir eigentlich ständig zu viel zu.

Ich arbeite auch dann noch, wenn ich eigentlich nicht mehr dazu fähig bin. Selbst Kopfschmerzen oder Schwächeanfälle können mich nicht davon abbringen. Nach ein bis zwei Stunden sind diese ohnehin wieder verschwunden; deshalb unternehme ich auch nichts dagegen.

Menschen im Oak-Zustand arbeiten aus falsch verstandenem Pflichtbewusstsein sehr hart und bürden sich viel auf. Gegen Schwierigkeiten oder Krankheiten kämpfen sie verbissen an, selbst in aussichtslos scheinenden Fällen.
Sie geben niemals auf, Verantwortungsbewusstsein und Zuverlässigkeit sind ihre wesentlichen Merkmale. Sie fordern von sich selbst sehr viel und leisten Entsprechendes; häufig tragen sie sogar noch die Last anderer Menschen mit. Da sie nie klagen und offensichtlich über eine robuste Konstitution verfügen, fällt zunächst nicht auf, dass sie Raubbau an ihrer Gesundheit treiben. In Wirklichkeit übergehen sie ihre Tiefpunkte und ignorieren Müdigkeit, Kopfschmerzen und Schwächezustände.
Sie wollen sich nicht eingestehen, dass auch ihrer Leistungsfähigkeit Grenzen gesetzt sind, und zwingen sich mit eisernem Willen zum Durchhalten. Bagatellbeschwerden unterdrücken sie konsequent. Krankheiten versuchen sie möglichst rasch zu überwinden, um ihren Verpflichtungen nachzukommen, die längst zum Alibi für den permanenten Raubbau an ihrer Gesundheit geworden sind.

Oak bei Kindern

Oak-Kinder sind unermüdlich in allem, was sie tun, und gönnen sich kaum Pausen. Häufig übergehen sie dabei körperliche Bedürfnisse wie Hunger, Durst oder das Verlangen zu schlafen. Vielfach unterdrücken sie Stuhl- und Harndrang und gehen erst zur Toilette, wenn es schon fast zu spät ist. Es kann ihnen passieren, dass sie es nicht mehr rechtzeitig dorthin schaffen und in die Hose machen oder dass ihr Körper auf die Unterdrückung ihrer natürlichen Bedürfnisse mit Verstopfung reagiert.
Oak-Kinder brauchen scheinbar weniger Schlaf als andere Kinder ihrer Altersgruppe. Tag für Tag ist es ein Kampf, sie zu Bett zu bringen, da sie immer wieder diesen Zeitpunkt hinauszögern, obwohl ihr Gähnen zeigt, dass sie müde sind. Früher als andere Kinder geben sie den Mittagsschlaf auf. Gehen sie einmal später zu Bett als üblich, holen sie im Gegensatz zu anderen Kindern den

versäumten Schlaf nicht nach und stehen am nächsten Morgen doch wieder früh auf.
Die bei Kindern und Jugendlichen so beliebten Cola-Getränke putschen sie zusätzlich auf und verschleiern das tatsächliche Ausmaß ihrer durch Schlafdefizit bedingten Erschöpfung. Hinweise darauf sind aber eine deutlich zu spürende unterschwellige Nervosität, ein verspannter Rücken und nächtlicher Schweiß nach spätem Zubettgehen.

Olive – Olive
Olea europaea

Die Pflanze

Kleiner Baum, bis 15 Meter hoch, mit silbrig grünem winterhartem Laub, gedrehtem, oft knorrigem Stamm und ausgebreiteten grauen Ästen. Die Blätter sind gegenständig, lanzettlich und ledrig und werden etwa sechs Zentimeter lang. Die Unterseite ist silbrig und die Oberseite hellgrün. Die Blüten wachsen in Trauben oder Büscheln aus den Blattachseln. Sie sind recht unscheinbar und bestehen aus jeweils 20 bis 30 Blüten mit je vier weißlichen Blütenblättern.
Das Hauptverbreitungsgebiet sind die kalkigen Böden des Mittelmeerraums.
Zur Herstellung der Blütenessenz nach der Sonnenmethode werden die Blüten im Mai gepflückt.

Völlig ausgebrannt

Ich bin so schlapp, ich möchte nur noch schlafen.

Das Leben ist im Augenblick eine einzige Last für mich.

Ich kann nicht mehr; ich will nicht mehr; ich bin am Ende.

Ich bin so müde, dass ich kaum noch gehen kann.

Menschen im Olive-Zustand haben sich so sehr verausgabt, dass sie physisch und psychisch völlig am Ende sind.
Das Leben erscheint ihnen nur noch als Last. Bereits alltägliche Verrichtungen wie Waschen, Zähneputzen oder der Gang zur Toilette erscheinen ihnen wie ein unüberwindliches Hindernis.
Ihre Kräfte sind aufgezehrt und sie möchten nur noch schlafen. Sie quälen sich energie- und antriebslos durch den Tag, sind nicht zu motivieren oder zu interessieren und können sich nicht einmal mehr freuen, da ihnen selbst hierzu die Kraft fehlt. Hobbys oder Angelegenheiten, die ihnen sonst Freude bereiteten, haben für sie jeden Reiz verloren.
Ein Olive-Zustand tritt meist auf nach Überarbeitung, chronischer Überanstrengung und langer, schwerer Krankheit, bei der sämtliche Energiereserven des Körpers aufgezehrt wurden. Die Betroffenen sind blass, apathisch, blicken ausdruckslos und sprechen leise.

Olive bei Kindern

Olive-Kinder haben sich beim Spielen, Toben oder auch beim Sportunterricht in der Schule vollkommen verausgabt. Sie sind total erschöpft, hängen völlig energie- und antriebslos herum und haben zu nichts Lust, da ihnen zu allem die Kraft fehlt. Bisweilen fallen ihnen sogar beim Zuhören die Augen zu und sie schlafen im Sitzen ein.
Olive wird häufig in der Erholungsphase nach Infektionskrankheiten gebraucht, wenn der Körper noch geschwächt ist und Zeit benötigt, um sich zu regenerieren.

PINE – GEMEINE KIEFER, FÖHRE
Pinus sylvestris

Die Pflanze

Immergrüner Baum, der 20 bis 30 Meter hoch wird. Seine Krone ist licht und unregelmäßig, die Rinde aschgrau und im unteren Teil des Stammes tief gefurcht. Der obere Teil ist ziegelrot und die Knospen werden von zahlreichen Schuppen eingeschlossen. Die Nadeln stehen zu zweit auf Kurztrieben, wobei sie höchstens sieben Zentimeter lang werden. Sie sind blaugrün und im unteren Bereich gerade, während sie weiter oben sichelförmig gedreht sind. Die Blüten wachsen getrennt geschlechtlich: Die männlichen kleinen Zapfen stehen in beträchtlicher Zahl im unteren Teil der jungen Zweige und produzieren eine große Menge Blütenstaub, der vom Wind verbreitet wird. Die weiblichen Zapfen befinden sich einzeln oder in Büscheln zu zwei bis vier an den Spitzen der Zweige. Sie wachsen zu einem oval-länglichen Zapfen heran, der die Früchte enthält.
Die Kiefer wächst auf sandigen Böden.
Die Herstellung der Blütenessenz erfolgt nach der Kochmethode. Es werden ca. 15 Zentimeter lange Triebe mit den weiblichen und den in voller Blüte stehenden männlichen Blüten gepflückt.

Wenn man ständig ein schlechtes Gewissen hat

Ich suche die Fehler meist bei mir selber, auch wenn eventuell ein anderer die Schuld haben könnte.

Ich habe häufig ein schlechtes Gewissen.

In unangenehmen Situationen rede ich mir hinterher regelrecht die Schuld ein.

Ich klage mich häufig selbst an.

Ich mache mich oft selbst für Fehler anderer verantwortlich.

Personen im Pine-Zustand leiden unter Schuldgefühlen, die sie nicht zur Ruhe kommen lassen. Sie klagen sich selbst nicht nur bei tatsächlichen Verfehlungen an, sondern suchen regelrecht nach Argumenten, um ihr permanent schlechtes Gewissen zu rechtfertigen. Oft übernehmen sie sogar die Verantwortung für die Fehler anderer.
Weder mit Tadel noch mit Lob können sie angemessen umgehen: Tadel führt zu zerstörerischen Selbstvorwürfen, wobei sie nicht darüber nachdenken, ob die Zurechtweisung überhaupt berechtigt ist. Lob können sie ebensowenig annehmen wie Geschenke. Von beiden glauben sie, dass sie sie nicht verdient hätten.
Sie sind nämlich nie mit sich zufrieden. Selbst wenn sie erfolgreich sind, werfen sie sich vor, dass sie es nicht besser gemacht haben. Sind sie einmal weniger leistungsfähig oder krank, geben sie sich meist selbst die Schuld dafür.
Die Blüte Pine hilft Menschen aus ihrer selbstzerstörerischen Grundhaltung heraus. Sie lernen ihre Fehler zu akzeptieren, ohne sich ihretwegen dauerhaft zu quälen.

Pine bei Kindern

Kinder, die Pine benötigen, neigen dazu, sich wiederholt für alles Mögliche, oft selbst für Nichtigkeiten, zu entschuldigen. Immer wieder fangen sie an, von ihrer »Verfehlung« zu sprechen, als ob diese ihnen keine Ruhe ließe. Ihr schlechtes Gewissen hindert sie manchmal daran, abends einzuschlafen.
Bei Kleinkindern äußern sich diese Schuldgefühle darin, dass sie immer wieder erwähnen, was sie falsch gemacht haben und wie die Mutter deswegen geschimpft hat. So deuten sie beispielsweise auf einen Gegenstand, den sie einmal umgeworfen haben, und führen mit der Bemerkung »Mama aua« die Geste der Mutter aus, die ihnen zur Strafe auf die Finger klopfte.

Red Chestnut – Rote Kastanie
Aesculus carnea

Die Pflanze

Die rote Kastanie ist ein laubabwerfender, bis 20 Meter hoher Baum. Die Blätter sind wechselständig mit einem rundlichen Stiel von 15 bis 20 Zentimeter Länge. Sie sind etwas kleiner und derber als die der weißen Rosskastanie, fingerförmig, und bestehen aus fünf bis sieben Blattfedern, die wie die Finger einer Hand angeordnet sind. Die Blattfedern sind verkehrt eiförmig mit gezähntem Rand. Die mittlere Blattfeder ist immer größer als alle anderen. Die Blüten sind zu Rispen zusammengefasst, deren Achse nach oben zeigt. Sie besteht aus fünf leuchtend roten Kronblättern, die unterschiedlich gewellt sind. Die Kapseln der mattbraunen Früchte sind dunkelgrün, oberseits leicht glänzend und nur spärlich bestachelt.
Die rote Kastanie scheint das Ergebnis einer zufälligen Kreuzung zwischen der weißen Rosskastanie *(Aesculus hippocastanum)* und einer hellrot blühenden Kastanienart aus Kalifornien *(Aesculus pavia)* zu sein. Sie tauchte erstmals um 1820 auf und wird seither hauptsächlich als Zierbaum gepflanzt.
Geerntet werden die blühenden Blütenstände samt einem ca. 15 Zentimeter langen Aststück im Mai und Juni. Herstellung der Blütenessenz nach der Kochmethode.

Die Angst um die anderen

Ich mache mir sehr viele Sorgen.

Ich habe ständig Angst, dass meinen Kindern etwas passiert, dass sie leiden müssen.

Ich leide unter der Angst, dass irgendjemandem in der Familie etwas Schlimmes zustoßen könnte.

Wenn jemand aus der Familie mit dem Auto wegfährt, muss er unbedingt anrufen, wenn er angekommen ist, sonst mache ich mir Sorgen.

Menschen im Red-Chestnut-Zustand leben in ständiger Angst und Sorge um andere. Sie wachen mit Argusaugen über die Gesundheit ihrer Angehörigen, registrieren bei ihnen beunruhigt jede kleinste Befindensstörung und reagieren mit völlig überzogenen Vorsorgemaßnahmen. So packen sie ihre Kinder bei kühlem Wetter dick ein, um eine mögliche ernste Erkrankung schon im Anfangsstadium abzuwenden.
Ihre überprotektive Art ist für die Angehörigen natürlich nicht hilfreich, sondern belastend. Fährt einer von ihnen mit dem Auto weg, muss er später zu Hause anrufen und berichten, ob er heil angekommen ist.
Bei längerer Abwesenheit muss er sich in regelmäßigen Abständen telefonisch zurückmelden, damit sich sein überängstlicher Angehöriger nicht vergeblich Sorgen macht.

Red Chestnut bei Kindern

Red-Chestnut-Kinder erkundigen sich ständig nach dem Wohlergehen ihrer Eltern und Geschwister: »Mama, geht's dir gut?« – »Hast du noch Kopfschmerzen?« – »Hat mein Brüderchen immer noch Bauchweh?«
Rührend kümmern sie sich um andere und sind um sie besorgt. Stets beschützen sie ihre jüngeren Geschwister, oft in überfürsorglicher Weise, und kommen sofort ins Zimmer gestürzt, wenn sich eines auch nur geringfügig verletzt hat oder aus irgendeinem Grund weint.
Ist ein Elternteil unterwegs, fragen sie immer wieder, wann Mama oder Papa nach Hause komme, und machen sich Sorgen, dass irgendetwas passiert sein könnte, wenn es später wird.

Rock Rose – Gelbes Sonnenröschen
Helianthemum nummularium

Die Pflanze

Wintergrüner, niederliegender Halbstrauch mit kurzen, stark verzweigten, verholzten Trieben, die alle den Boden berühren. Die schmalen, langen Blätter wachsen an kurzen Stielen. Ihre Oberseite ist grün, an der Unterseite befinden sich weiße, gespaltene Härchen. Die Blüten sind hellgelb, in Rispentrauben angeordnet, von denen zuerst die unteren Blüten einzeln oder paarweise blühen. Sobald sich der Blütenstiel nach unten biegt, verblühen sie recht schnell. Jede Blüte besitzt fünf Blütenblätter.
Das Sonnenröschen wächst in kalksteinhaltigem Hügelland.
Zur Herstellung der Blütenessenz nach der Sonnenmethode werden die Blüten von Juni bis September gepflückt.

Wenn man zu Tode erschrickt

Ich hatte entsetzliche Angst und geriet völlig in Panik.

Mich packte das nackte Grauen.

Ich hatte Todesangst.

Ich war vor Schreck wie gelähmt.

Ich fühlte mich hilflos und total ausgeliefert.

Die Bach-Blüte Rock Rose ist angezeigt in seelischen Ausnahmezuständen, die geprägt sind von Panik, Entsetzen, nacktem Grauen bis hin zu Todesangst. Die Betroffenen sind vor Schreck wie gelähmt und unfähig zu reagieren. Sie fühlen sich der Situation hilflos ausgeliefert und wissen nicht mehr ein noch aus.
Auslöser dieser hochakuten Angst können lebensgefährliche Situationen sein, zum Beispiel Unfälle oder Beinahe-Verkehrsunfälle, lebensbedrohliche Krankheiten wie Herzinfarkt, Gehirn-

schlag, Asthmaanfälle u. a. sowie beängstigende medizinische Befunde, etwa der Verdacht auf Krebs oder ein positiver Aids-Test.
Rock-Rose-Zustände können auch chronisch sein. Kennzeichnend für sie ist die Neigung, Unangenehmes schockartig zu verarbeiten. Die Betroffenen sind zart besaitet und haben schwache Nerven. Sie fühlen sich schnell überfordert und geraten dann leicht in Panik. Hektik, Nervosität und Unruhe in ihrer Umgebung machen sie völlig fertig. Häufig leiden sie auch unter Alpträumen, in denen das auslösende Trauma in symbolischer Form, zuweilen auch als klare Erinnerung, vorkommt.
Rock-Rose-Zustände sind häufig auf weit zurückliegende seelische Erschütterungen zurückzuführen, die der Betroffene längst vergessen hat, wie lebensgefährliche Geburtskomplikationen, Bombenangriffe während der Kindheit (insbesondere bei Personen, die während eines Bombenangriffs geboren wurden), körperliche Misshandlungen, Gewaltandrohung und anderes mehr.

Rock Rose bei Kindern

Rock-Rose-Kinder wirken unauffällig und im Grunde nicht ängstlich. Sie sind jedoch zart besaitet, äußerst schreckhaft und geraten leicht in Panik. Heikle Situationen, denen sie sich hilflos ausgeliefert fühlen, stehen sie nur schwer durch. Dabei können sie völlig überreagieren und unter verzweifelten Tränen schluchzen: »Das halte ich nicht aus!«
Nachts erwachen sie gelegentlich schreiend aus Alpträumen, schlafen dann aber schnell wieder ein.

Rock Water – Wasser aus heilkräftigen Quellen

Art des Wassers

Quellwasser, das aus der Tiefe der Erde in möglichst unberührter Natur an die Oberfläche gelangt. Das Wasser darf nicht verschmutzt und in irgendeiner Weise manipuliert sein. Gefasste

Brunnen und öffentlich zugängliche, viel besuchte Quellen sind daher gänzlich ungeeignet. Als Orientierung kann der Hinweis dienen, dass der in Frage kommenden Quelle irgendeine Heilwirkung nachgesagt wird.
Herstellung nach der Sonnenmethode: An einem vollkommen sonnigen Sommertag wird Wasser aus der Quelle entnommen und dann für drei Stunden auf den Boden in die Sonne gestellt.

Ein Mensch mit starren Prinzipien

Ich habe hohe Ideale und muss deshalb häufig Opfer bringen.

Ich habe extreme Moralvorstellungen.

Meine Moralvorstellungen vereinbaren sich oft nicht mit meinen Wünschen, die ich deshalb häufig unterdrücken muss.

Ich lasse meine Wut nicht heraus, da dieses Verhalten im Widerspruch zu meinen geistig-moralischen Prinzipien stehen würde.

Menschen im Rock-Water-Zustand leben in einem inneren Gefängnis, in das sie sich durch ihr krampfhaftes Festhalten an allzu starren Prinzipien und eng gefassten Moralvorstellungen selbst eingemauert haben.
In dem Bestreben, bestimmte Ideale zu verwirklichen und dabei anderen ein Vorbild zu sein, unterwerfen sie ihr Leben festen Regeln, die sie konsequent einhalten. Das Spektrum reicht von Diätvorschriften, strengem Antialkoholismus oder Vegetarismus, überzogenen Interpretationen allgemeiner Prinzipien wie Gerechtigkeit, Nächstenliebe, Arbeitsmoral, religiöser Ethik oder Sexualmoral bis hin zu religiösem Sektierertum.
Um ihren Prinzipien treu zu bleiben, müssen sie sich vieles versagen, was sich nicht mit ihren rigiden Grundsätzen vereinbaren lässt. Diese ständige Selbstverleugnung und Unterdrückung des Lustprinzips führt auf Dauer zu einer starken Kopflastigkeit und einem Zustand emotionaler Erstarrung, der durch die Unfähigkeit geprägt ist, echte Freude zu empfinden.

Rock Water bei Kindern

Rock-Water-Kinder sind hauptsächlich an ihrem Essverhalten zu erkennen. Was sie nicht gewohnt sind, essen sie auch nicht, und sie weigern sich strikt, neue Speisen – selbst nur ein einziges Mal – zu probieren, nach dem Motto: »Was der Bauer nicht kennt, isst er nicht!« Sie sind stur und rücken von ihren Vorstellungen keinen Fingerbreit ab. Dies zeigt sich bereits im Kleinkindalter, wenn sie z. B. beim Spielen darauf bestehen, dass der Turm so und nicht anders gebaut werden soll oder der Vater die Windel haargenau so anziehen muss wie die Mutter, weil es sonst nicht stimmt.
Meist sind diese Kinder besonders brav und anständig und arbeiten in der Schule fleißig mit, weil man sich eben anstrengen sollte. Das ist für sie im Leben einfach so und bedarf keiner weiteren Erklärung. Es kann aber auch genau das Gegenteil der Fall sein: Sie sind aus Prinzip faul oder verhalten sich frech. Die Lebensauffassung der Eltern oder die Vorstellung der Lehrer wird in Frage gestellt und es wird grundsätzlich – ohne irgendeine Begründung – dagegen opponiert.

Scleranthus – Einjähriger Knäuel
Scleranthus annus

Die Pflanze

Kleine, niederliegende Pflanze, wird fünf bis zehn Zentimeter hoch und besitzt zahlreiche gewundene Triebe. Die Blätter sind lanzettenartig geformt und gegenständig angeordnet. Sie sind klein und je nach Standort hell- oder dunkelgrün. Die Blüten sind ebenfalls hell- oder dunkelgrün und stehen in Blütentrauben in den Gabelungen der Stängel oder an den Stängelenden. Es gibt keine Blütenblätter, stattdessen einen fünfgeteilten Blütenkelch. Die spitzen Kelchblätter sind an den Rändern weiß gefärbt. Die Blütezeit ist von Juni bis September.
Vorkommen in Weizenfeldern und auf sandigen Böden.

Zur Herstellung der Blütenessenz nach der Sonnenmethode werden die blühenden Stängel und Blätter von Juli bis September gepflückt.

Hin- und hergerissen

Ich habe oft Schwierigkeiten, mich zwischen zwei Möglichkeiten zu entscheiden. Manchmal sage ich, dies wäre richtig, am nächsten Tag behaupte ich das Gegenteil. Andere unterstellen mir deshalb, ich wäre sehr unzuverlässig.

Meine Stimmung schwankt stark – mal himmelhoch jauchzend, dann wieder zu Tode betrübt.

Manchmal beginne ich eine Arbeit, lege sie aber gleich wieder nieder und fange etwas Neues an. Dann bin ich hin- und hergerissen, ob ich zuerst die erste oder die zweite Arbeit beenden soll.

Meine innere Zerrissenheit stört mich an mir selbst am meisten.

Menschen im Scleranthus-Zustand sind unfähig, sich für etwas zu entscheiden. Sie sehen stets beide Seiten einer Medaille, die Vor- und die Nachteile, aber sie scheitern bei dem Versuch zu gewichten und können sich auf keine Möglichkeit festlegen. Tun sie dies doch, so zweifeln sie bald schon an ihrer Entscheidung und machen diese rückgängig. So gelten sie häufig als wechselhafte, unzuverlässige Menschen.
Diese innere Zerrissenheit äußert sich in vielen Bereichen. Bei ihrer Arbeit sind sie sprunghaft, beginnen bald dieses, bald jenes, ohne irgendetwas zu Ende zu führen. Ihre Arbeitsweise ist mal von hektischer Arbeitswut, dann wieder von lähmender Lustlosigkeit bestimmt. Ihre Stimmungen sind sehr schwankend, wobei sie von einem Extrem ins andere fallen können – mal sind sie himmelhoch jauchzend, dann wieder zu Tode betrübt. Ihre Gesten sind nervös und fahrig.
Die beschriebene Wechselhaftigkeit schlägt sich auch auf körperlicher Ebene nieder, etwa durch den Wechsel von Durchfall und Ver-

stopfung, Heißhunger und Appetitlosigkeit und wechselnden Beschwerden, die kommen und gehen.

Scleranthus bei Kindern

Scleranthus-Kinder kennzeichnen eine außergewöhnliche Launenhaftigkeit und extreme Stimmungsschwankungen. Sind sie gerade noch fröhlich, so können sie urplötzlich traurig sein; Zugänglichkeit schlägt in Verschlossenheit um; Ruhe und Ausgeglichenheit verwandeln sich in Hyperaktivität und Freundlichkeit in Ungenießbarkeit. Auch ihre Meinung ändert sich so schnell wie ihre Laune, sodass sie getroffene Entscheidungen ohne Vorwarnung rückgängig machen. Häufig stehen sie daher in dem Ruf, unzuverlässig zu sein, denn es ist nie sicher, ob sie ihre Verabredungen oder Zusagen auch einhalten. Selbst wenn sie, wie geplant, einen Freund besuchen, kann es sein, dass sie sich schon nach kürzester Zeit wieder verabschieden. Ein begonnenes Spiel können sie bereits nach wenigen Minuten wieder abbrechen.
Diese Unausgeglichenheit schlägt sich äußerlich in nervösen, fahrigen Gesten nieder.

Star of Bethlehem – Doldiger Milchstern

Ornithogalum umbellatum

Die Pflanze

Die Pflanze wächst aus einer Zwiebel und ist eng mit dem Knoblauch und der Küchenzwiebel verwandt. Die Blätter, die direkt aus der Zwiebel wachsen, sind sehr schmal und lang. Sie sind dunkelgrün und haben einen weißen Mittelstreifen. Die Blüte wächst aus der Zwiebelmitte an einem blattlosen 15 bis 30 Zentimeter langen Stängel, der in einer Traube oder Dolde mit Blüten endet. Die mittleren Stiele der Dolde sind länger als die äußeren. Die Blüten besitzen keinen Blütenkelch, aber eine Blumenkrone mit sechs Blüten-

blättern. Diese sind reinweiß und haben entlang der Außenseite einen grünen Streifen. Die Blütezeit ist von April bis Mai.
Der doldige Milchstern wächst auf Wiesen und in kleinen Wäldern.
Die Herstellung der Blütenessenz erfolgt nach der Kochmethode. Wenn die Blüten geöffnet sind, werden die blühenden Dolden mit einem kleinen Stück des Hauptstieles von möglichst vielen verschiedenen Pflanzen gepflückt.

Seelische Verletzung

Ich wurde sehr stark enttäuscht.

Ich kann unangenehme Dinge oft tagelang nicht vergessen.

Als Kind habe ich einmal einen Unfall miterlebt. Das geht mir oft heute noch nach.

Star of Bethlehem als Blüte der seelischen Verletzung ist angezeigt bei Ärger, Kummer, einer unglücklichen Liebe, nach einem seelischen Schock, nach Enttäuschungen, schlechten Nachrichten oder dem Tod eines geliebten Menschen. Hierbei ist es unerheblich, ob der krank machende Einfluss aus einem plötzlichen intensiv traumatischen Reiz besteht oder einer relativ geringen, dafür jedoch über einen längeren Zeitraum anhaltenden Frustration.
Das zugefügte Leid hinterlässt oft eine tiefe seelische Wunde, die bei jedem neuen Trauma wieder aufbricht und erneut schmerzt. Die psychische Belastbarkeit des Betroffenen nimmt dadurch stetig ab, bis ihn schließlich bereits Kleinigkeiten aus der Fassung bringen können und er völlig überschießend reagiert.

Star of Bethlehem bei Kindern

Kindern, die Star of Bethlehem benötigen, ist eine seelische Verletzung zugefügt worden, die sie nicht verkraftet haben. Anlass können ein tiefer Kummer, ein schrecklicher Ärger, eine Schocksituation, der Tod eines Angehörigen oder auch eine schwere Ent-

täuschung sein. Auch das Geburtstrauma oder ein Schock der Mutter während der Schwangerschaft kommen als Ursache dieses Zustands in Frage.
Die betroffenen Kinder werden immer verletzlicher und reagieren bei jedem neuen Trauma empfindlicher. Bereits geringfügige Anlässe wie ein mütterlicher Tadel oder harmloser Spott anderer Kinder bringen sie zum Weinen. Unangenehmes können sie nur schwer vergessen und erzählen wiederholt von schlimmen Situationen, die sie erlebt haben.

Sweet Chestnut – Edelkastanie oder Esskastanie
Castanea sativa

Die Pflanze

Stattlicher, bis zu 30 Meter hoher, laubabwerfender Baum mit einem starken Stamm mit glatter Rinde und einer rundlichen Krone. Die bis zu 20 Zentimeter langen Blätter sind kurzstielig, schmal, lanzettlich und vorn spitz. Der Rand ist mit zahlreichen kleinen Zähnen versehen. Während die Oberfläche der jungen Blätter behaart ist, sind die älteren Blätter kahl und dunkelgrün. Die Blüten wachsen getrennt. Die männlichen sitzen in Knäueln auf einer langen Blütenähre in den Blattachseln. Die weiblichen, ein bis drei an der Zahl, sind von einem Fruchtbecher, der aus miteinander verwachsenen Deckblättern besteht, umgeben. Die braunen Früchte der Esskastanie sind von einem »Kastanienigel« eingeschlossen.
Die Edelkastanie ist in Südeuropa weit verbreitet, kommt aber in milden Lagen in ganz Europa vor.
Die Herstellung der Blütenessenz erfolgt nach der Kochmethode. Es werden ca. 15 Zentimeter lange Triebe mit den Blättern und den weiblichen und männlichen Blüten gepflückt.

Zutiefst verzweifelt

Ich bin total verzweifelt.

Ich sehe jetzt keinen Ausweg mehr aus dieser Situation.

Ich kann diesen Zustand nicht mehr ertragen.

Ich kann nicht mehr lachen und nicht mehr weinen; es ist eine völlige Leere in mir und ich weiß nicht mehr weiter.

Menschen, die Sweet Chestnut benötigen, sind aufgrund eines unerwarteten Schicksalsschlages, wie zum Beispiel des Todes eines Angehörigen, eines beruflichen Misserfolgs, finanziellen Ruins, einer schweren Krankheit oder plötzlicher Invalidität völlig verzweifelt und sehen keinen Ausweg mehr.
Ihnen erscheint im Augenblick alles sinnlos und sie verspüren in sich eine große Leere. Sie wähnen sich ihrem Schicksal hilflos ausgeliefert und mit ihrem Schmerz vollkommen allein. Ihre Seelenqual ist so groß, dass diese ihnen unerträglich vorkommt.
Ohne jede Hoffnung glauben sie sich selbst von Gott verlassen und fürchten, an ihrem Los zu zerbrechen. Sie können nicht mehr beten, sogar nicht einmal mehr weinen und fühlen sich wie abgeschnitten von der Welt mit ihrem Licht und ihrer Wärme.

Sweet Chestnut bei Kindern

Schon im Kindesalter können Phasen tiefer Verzweiflung auftreten. Dabei äußern die betroffenen Kinder häufig ihren seelischen Schmerz nicht sehr dramatisch, sodass das Ausmaß ihres Leidens den Erwachsenen zunächst gar nicht bewusst wird. An ihrem stillen, ernsten, in sich gekehrten Gesichtsausdruck aber und dem todunglücklichen Eindruck, den sie erwecken, kann man ihren beklagenswerten Zustand erkennen.
Dessen Anlässe müssen nicht immer offensichtliche Katastrophen, familiäre Krisen oder Schicksalsschläge sein, auch Misserfolge beim Erreichen zu ehrgeizig gesteckter Ziele, Enttäuschun-

gen nach zu hohen Erwartungen oder schlechte Noten in der Schule kommen in Frage.

Vervain – Eisenkraut

Verbena officinalis

Die Pflanze

Mehrjährige Pflanze mit einem vierkantigen, stark verzweigten Stängel, 60 bis 70 Zentimeter lang. Die Blätter sind gegenständig. Die unteren sind gestielt und länglich-lanzettlich. Die mittleren sind in drei Fiedern geteilt und die oberen einfach und länglich. Die Blüten stehen auf Ähren, die während der Blüte in der Länge wachsen und mit den anderen Ähren zusammen eine Art Rispe bilden. Die Blütenkrone ist helllila- oder rosafarben. Die Früchte sind seitlich eingedrückte Kapseln mit herzförmiger Spitze.
Das Eisenkraut ist mit Ausnahme von Osteuropa in ganz Europa beheimatet und wächst auf Feldern und entlang von Straßen und Wegen.
Die Herstellung erfolgt nach der Sonnenmethode, bei der die blühenden Ähren ohne die verblühten bzw. welken Blätter gepflückt werden. Es werden möglichst junge Pflanzen gewählt, denn diese besitzen relativ wenige Knospen oberhalb der vollständig geöffneten Blüten.

Überbegeisterung

Wenn ich von etwas begeistert bin, muss ich es sofort jemand anderem mitteilen. Wenn derjenige nicht zuhört, könnte ich fast verzweifeln.

Ich kann Ungerechtigkeiten nicht ertragen.

Ich versuche ständig, andere von meinen Ideen zu überzeugen, selbst dann noch, wenn diese kein Interesse zeigen. Oft bin ich anschließend völlig erschöpft, kann aber abends nicht einschlafen, weil ich total verkrampft bin.

Vervain-Typen kennen in ihrer Begeisterung keine Grenzen und setzen sich bis zur Erschöpfung enthusiastisch für eine Sache ein. Mit großem Engagement und glühenden Reden versuchen sie, andere von ihren Ideen und Vorstellungen zu überzeugen, und reagieren heftig, falls sie dabei auf Widerstände stoßen. Dann bemühen sie sich durchaus aggressiv, den anderen umzustimmen.
Erreichen sie mit ihrem missionarischen Eifer nicht das gewünschte Ergebnis, sind sie zutiefst deprimiert und verlieren ihren Antrieb. Die Erfahrung, einer Situation ohnmächtig gegenüberzustehen, ist für sie niederschmetternd. Aus dem gleichen Grund reagieren sie sehr empfindlich auf Ungerechtigkeiten.
Vervain-Typen stellen extrem hohe Ansprüche an sich und setzen sich psychisch unter starken Druck. Ihre extrovertierte Lebensart und der Hang zur Selbstüberforderung führen zu einer dauerhaften Anspannung. Diese wird noch dadurch verstärkt, dass ihr Übereifer ihnen kaum Ruhepausen gönnt und sie sich fast ständig in einem Stresszustand befinden.
Zeitweilig erleben sie auch Phasen, in denen sie total überdreht sind und aufgrund ihrer überreizten Nerven völlig überschießend reagieren.

Vervain bei Kindern

Vervain-Kinder sind begeisterungsfähig und aufgeweckt. Was ihr Interesse findet, kann sie derart fesseln, dass sie sich nur noch damit beschäftigen und anderes vernachlässigen. So können sie in dem sie interessierenden Schulfach oder Hobby Bestleistungen zeigen, während sie sich um andere Fächer kaum kümmern und auch oft keine Zeit finden, für diese die Hausaufgaben zu erledigen, was sich dort in entsprechenden Leistungen niederschlägt.
Ihre Begeisterung geht mit einem ausgeprägten Mitteilungsbedürfnis einher. So müssen sie unbedingt von dem sie faszinierenden Objekt oder der Tätigkeit berichten und geben nicht eher Ruhe, als bis man ihnen zuhört. Dabei können sie durch ihr drängelndes Verhalten unangenehm auffallen: Bei Wortmeldungen in

der Schule schnalzen sie z. B. mit den Fingern, machen sich durch Zwischenrufe bemerkbar oder fallen anderen ins Wort.
Auffallend ist ihre extreme Empfindlichkeit gegenüber Ungerechtigkeiten. Bereits Kleinkinder mit Vervain-Charakter schreien Zeter und Mordio, wenn sie ungerecht verdächtigt werden, wogegen sie selbst einen heftigen Klaps tapfer wegstecken, wenn er gerechtfertigt ist.

Vine – Weinrebe

Vitis vinifera

Die Pflanze

Kletterndes Gehölz mit bis zu 25 Meter langen Ästen. Die Rinde des Stammes ist dunkelbraun, die Zweige gelbbraun bis rotbraun. Die jungen Triebe sind häufig behaart und weisen gegenüber den Blättern Haftranken auf. Die wechselständigen, rundlichen Blätter verfügen über einen kräftigen Stiel. Sie sind drei- bis fünflappig mit Einschnitten zwischen den abgerundeten Fiedern. Die Blüten bilden Rispen, die den Blättern gegenüberstehen. Die Krone besteht aus fünf Blütenblättern, die an der Spitze miteinander verwachsen sind. Sie bilden eine Art Schopf, der zum Zeitpunkt der Blüte abfällt. Die Früchte sind die Weintrauben. Die Blütezeit variiert je nach Klima. Die Pflanze stammt vermutlich aus Kleinasien.
Die Herstellung erfolgt nach der Sonnenmethode, wobei die blühenden Blütentrauben gepflückt werden, wenn sie vollständig aufgeblüht sind.

Rücksichtslosigkeit und Skrupellosigkeit

Was ich von anderen verlange, ist doch nur zu ihrem Besten.

Der Zweck heiligt die Mittel.

Ich weiß es eben besser.

Wenn andere nicht wollen, gebe ich trotzdem nicht nach.

Vine-Menschen wirken kompetent und selbstsicher – wie die geborenen Führernaturen, wovon sie selbst vollkommen überzeugt sind. Für die Schwierigkeiten anderer zeigen sie jedoch wenig Verständnis.
In der Annahme, den besseren Überblick zu haben, können sie sich rücksichtslos über deren Bedürfnisse hinwegsetzen. Dabei merken sie in ihrer unsensiblen Art gar nicht, dass sie den anderen weh tun. Vielmehr bilden sie sich ein, aufgrund ihrer eigenen besonderen Befähigung in deren Interesse zu handeln.
So entwickeln sie sich zu regelrechten Tyrannen und setzen skrupellos ihre eigenen Wünsche und Vorstellungen durch. Schwierigkeiten begegnen sie mit auflodernder Wut und Unduldsamkeit. Verschlossen gegenüber jeglicher Kritik, beharren sie gnadenlos auf ihrer Meinung.
Vine-Typen sind unfähig, sich anderen unterzuordnen und Mitgefühl zu entwickeln.
Das Temperament dieser Menschen macht besonders ihrer Umwelt das Leben schwer.

Vine bei Kindern

Schon im Kleinkindalter versuchen Vine-Kinder, ihren Willen durchzusetzen. Wer nicht so spielt, wie sie es wünschen, bekommt bald schon ihre Wut zu spüren. Notfalls mit Gewalt und Gemeinheiten – Prügeleien, Beißen, Kratzen, Kneifen – versuchen sie, anderen ihre Vorstellungen aufzuzwängen. Oftmals tyrannisieren sie Schwächere, wobei ihre vermeintliche Stärke ihnen Befriedigung verschafft.
Auch gegenüber Eltern und Lehrern verhalten sie sich frech und unduldsam, wenn sie nicht bekommen, was sie wollen. Von Verboten oder Strafmaßnahmen lassen sie sich nicht beeindrucken. Stattdessen bekommen sie heftige Zornesausbrüche, brüllen in

der familiären Auseinandersetzung ihre Eltern an und versuchen, ihnen ihrerseits zu befehlen. In Extremfällen geraten sie so sehr in Rage, dass sie auf die Eltern einschlagen und deren wie auch eigene Gegenstände in blinder Zerstörungswut zerschlagen.

Walnut – Walnuss
Juglans regia

Die Pflanze

Laubabwerfender Baum, der bis zu 20 Meter hoch wird. Die Rinde der Zweige ist glatt und weißgrau, die des Stammes dunkler, rissig und gefurcht. Die Blätter sind wechselständig, groß und bestehen aus einer ungeraden Anzahl von Fiedern (fünf, sieben oder neun). Diese sind oval und haben einen Stiel. Die Blattoberseite ist kahl, während sich an der Unterseite Haarbüschel befinden. Die weiblichen Blüten wachsen meist alleine und bestehen aus oval-länglichen Fruchtknoten. Die männlichen bilden hängende Kätzchen aus, die aus zahlreichen Blüten bestehen. Die männlichen Blüten wachsen aus den Zweigen, die bereits im Jahr zuvor gebildet wurden. Die weiblichen bilden sich am Ende der neuen Triebe. Die Steinfrucht besteht aus der Schale und einem holzigen Teil mit dem essbaren Samen.
Die Walnuss stammt ursprünglich aus Asien und bevorzugt humose, mineralreiche Böden.
Die Herstellung der Blütenessenz erfolgt nach der Kochmethode. Es werden ca. 15 Zentimeter lange Triebe mit den Blättern und den weiblichen Blüten gepflückt.

Verunsicherung in Phasen des Neubeginns

Ich will umziehen, kann mich aber noch nicht so richtig auf die neue Wohnung freuen.

Ich möchte mit meinem Beruf aufhören und etwas anderes tun, kann mich aber noch nicht dazu durchringen, obwohl ich innerlich schon gekündigt habe.

Ich klammere mich noch an das Alte, obwohl ich etwas Neues will.

Die Blüte Walnut ist angezeigt in allen Lebensabschnitten, die durch Neubeginn charakterisiert sind und in denen der Betroffene unsicher auf die veränderte Situation reagiert, zum Beispiel nach einem Umzug, Berufs- oder Religionswechsel, nach der Eheschließung, Scheidung, Pensionierung u. a.
Walnut hilft, sich von Altem zu lösen und das Neue anzunehmen. Es bestärkt die Betroffenen, sich von ihrer Entscheidung zu Veränderung und Neubeginn nicht durch gut gemeinte Ratschläge anderer oder gesellschaftliche Normen abbringen zu lassen. Mit der Blüte Walnut gelingt es, sich auch in schwierigen Lebensphasen treu zu bleiben und gegen äußere Widerstände standhaft die eigenen Pläne zu verwirklichen.

Walnut bei Kindern

Walnut-Kinder haben Schwierigkeiten, sich in neuen Situationen zurechtzufinden. Ob es sich um den Eintritt in den Kindergarten, den Schulanfang, einen Umzug, Schulwechsel, eine neue Tagesmutter oder einen Lehrerwechsel handelt: Es fällt ihnen schwer, sich an die neuen Umstände zu gewöhnen und das Vertraute loszulassen. Ihnen fehlt die Flexibilität, sich den ständigen Veränderungen des Lebens anzupassen, diese zu akzeptieren und einen Neuanfang als Abenteuer zu betrachten.
In der Pubertät ist Walnut eine der wichtigsten Blüten, die dabei helfen, den inneren und auch äußeren Wandlungsprozess leichter zu verkraften.

Water Violet – Sumpfwasserfeder
Hottonia palustris

Die Pflanze

Wasserpflanze mit sehr zahlreichen, fein gefiederten Blättern, die am senkrechten Blütenstiel eine Rosette bilden. Mit Hilfe der Rosette hält sich der Blütenstiel an der Wasseroberfläche aufrecht, wobei die Blätter ins Wasser getaucht sind. Die Blüten sind fünfzählig, blasslila und innen gelb. Sie sind an einem blattlosen Schaft in Ständen übereinander angeordnet. Die Blütezeit ist im Frühsommer.
Vorkommen in langsam fließenden Bächen, Flüssen und in Seen.
Die Herstellung erfolgt nach der Sonnenmethode im Mai oder Juni. Dazu werden die Pflanzen am Stiel gepflückt.

Wenn man sich als etwas ganz Besonderes fühlt

Ich habe das Gefühl, dass in mir mehr Ideen und Fähigkeiten schlummern als in anderen Menschen.

Ich fühle mich manchmal anderen überlegen.

Ich bin manchmal anderen gegenüber etwas überheblich.

Ich habe Angst, im Mittelmaß zu leben, dahinzuplätschern.

Personen dieses Typs sind selbstständige, fähige Menschen, in vieler Hinsicht anderen überlegen und doch tolerant und angenehm. Sie können sich auch mit schwierigen Situationen objektiv auseinander setzen und zwingen niemals anderen ihren Willen auf.
Hinter diesem angenehmen Verhalten verbirgt sich ihre Distanz gegenüber ihren Mitmenschen, die sich aus dem Gefühl der Überlegenheit entwickelt hat. Negative Gefühlsäußerungen wie z. B. Zorn halten sie für unter ihrer Würde, weshalb sie auch Streitigkeiten prinzipiell vermeiden.

Beruflich sind sie geschätzte Ratgeber. Privat ziehen sie sich zurück und werden zu Einzelgängern, da die geläufigen Freuden des Gesellschaftslebens ihnen zu banal sind. Infolge ihrer inneren Abschottung verkümmert allmählich ihre Fähigkeit, Gefühle der Zuneigung oder Liebe zu empfinden. So fühlen sie sich auch in Gegenwart anderer einsam. Ihr Stolz verbietet ihnen jedoch, selbst in Zeiten von Depression und Verzweiflung die Hilfe anderer anzunehmen.
Anfällig für diesen Zustand sind Menschen von auffallender Schönheit, überragenden Fähigkeiten oder solche, die in imageträchtigen Berufen arbeiten, wie Politiker oder Schauspieler.

Water Violet bei Kindern

Water-Violet-Kinder erwecken einen selbstsicheren, überlegenen Eindruck. Aufgrund ihres Bemühens, sich wie Erwachsene zu verhalten, wirken sie frühreif und altklug. Sie halten sich aus jedem Streit heraus und prügeln sich nie mit anderen Kindern, da sie dies als unter ihrer Würde empfinden. In ihrem Stolz sind sie jedoch sehr leicht zu verletzen und ziehen sich dann meist wortlos zurück.
Aufgrund ihrer unabhängigen Art ziehen sie es vor, in der Schule allein zu arbeiten. Unterordnung ist ihnen nicht möglich. Auch haben sie Schwierigkeiten, sich in Gruppen Gleichaltriger einzuordnen: Sie verbringen ihre Freizeit daher eher allein, haben wenige Freunde, was sie aber nicht stört.
Bei aller Unabhängigkeit fühlen sie sich leicht in ihrer Würde oder in ihrem Stolz angegriffen. Dies zeigen sie nicht, sondern ziehen sich dann wortlos zurück. Kritik und Vorwürfe nehmen sie auch von Eltern oder Lehrern in überheblicher Weise nicht zur Kenntnis. Beispielsweise können sie auf elterliche Vorhaltungen mit der arroganten Bemerkung: »Bist du jetzt endlich fertig?« reagieren und die möglicherweise darauf folgende Ohrfeige ungerührt wegstecken.

Die 38 Bachblüten

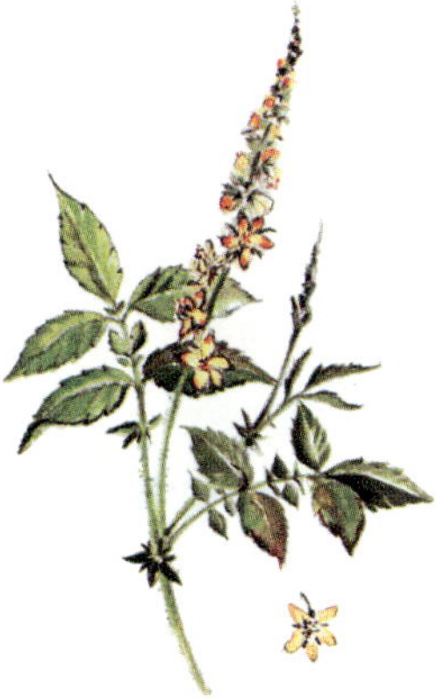

Agrimony
Odermennig
Agrimonia eupatoria

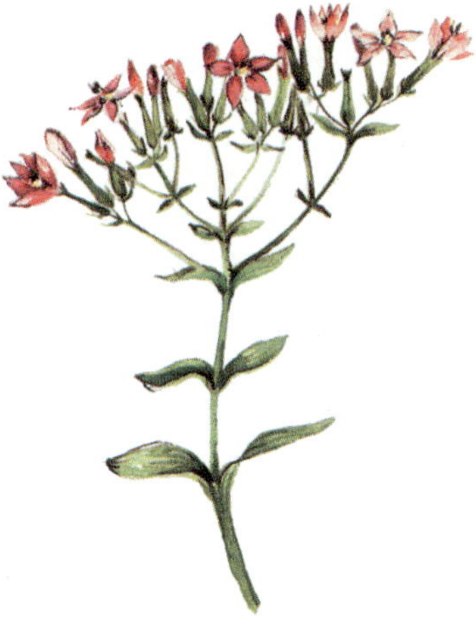

Centaury
Tausendgüldenkraut
Centaurium umbellatum

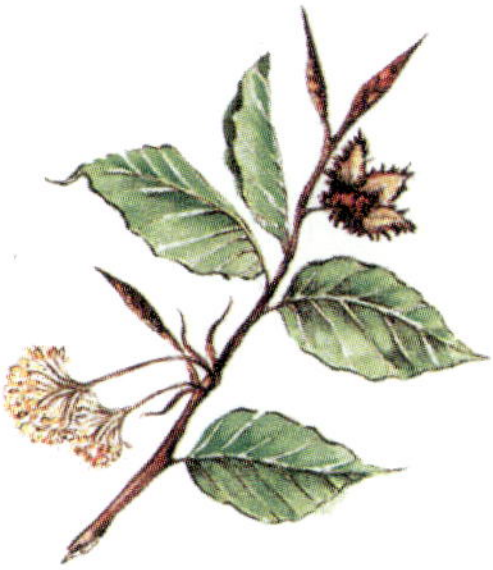

Beech
Rotbuche
Fagus sylvatica

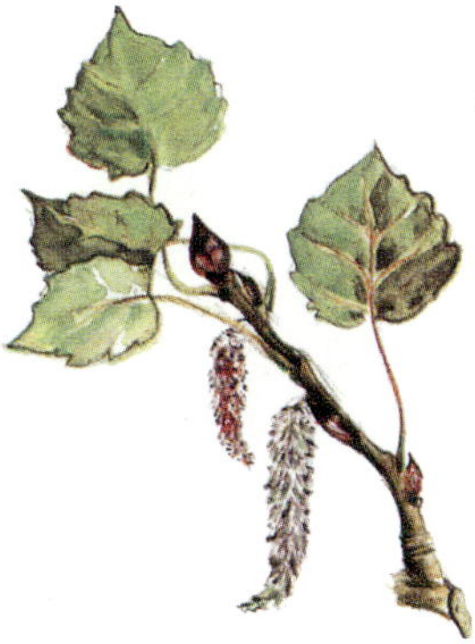

Aspen
Espe oder Zitterpappel
Populus tremula

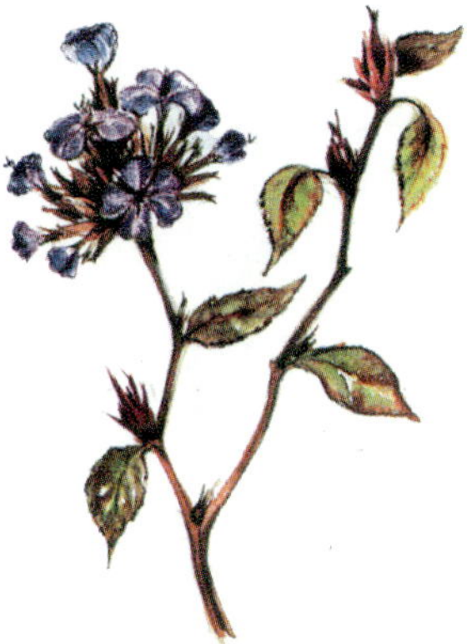

Cerato
Bleiwurz oder Hornkraut
Ceratostigma willmottiana

Die 38 Bachblüten

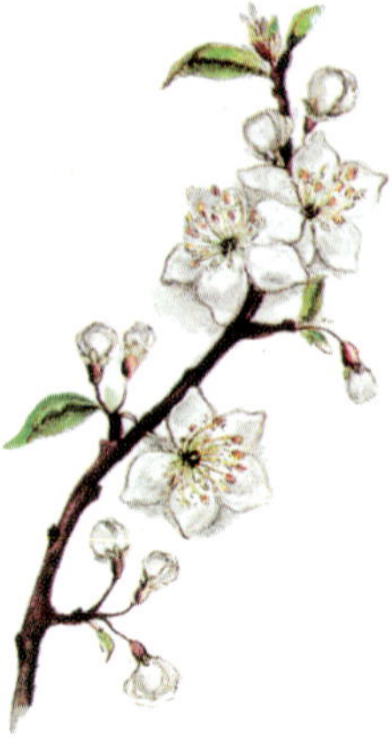

Cherry Plum
Kirschpflaume
Prunus cerasifera

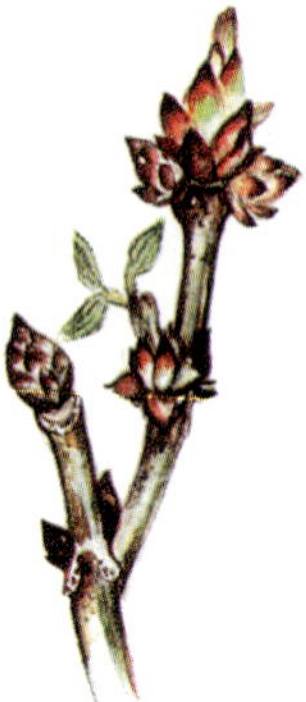

Chestnud Bud
Knospe der Rosskastanie
Aesculus hippocastanum

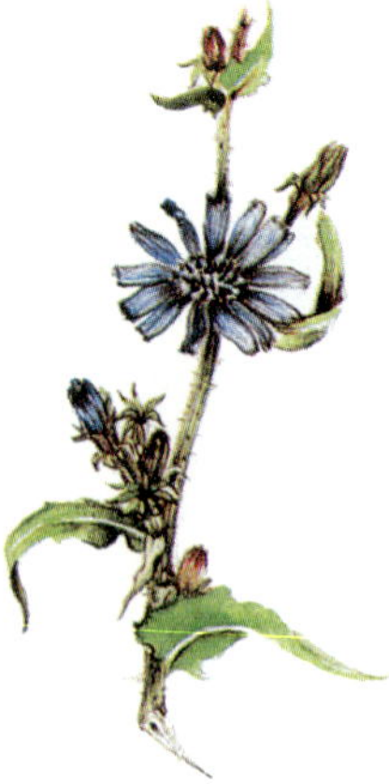

Chicory
Wegwarte
Cichorium intybus

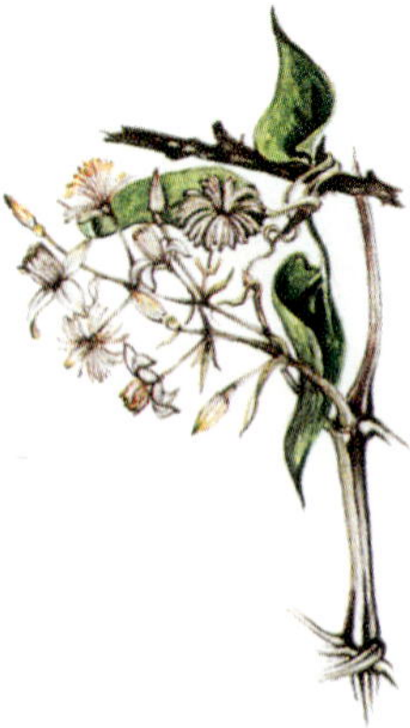

Clematis
Gemeine Waldrebe
Clematis vitalba

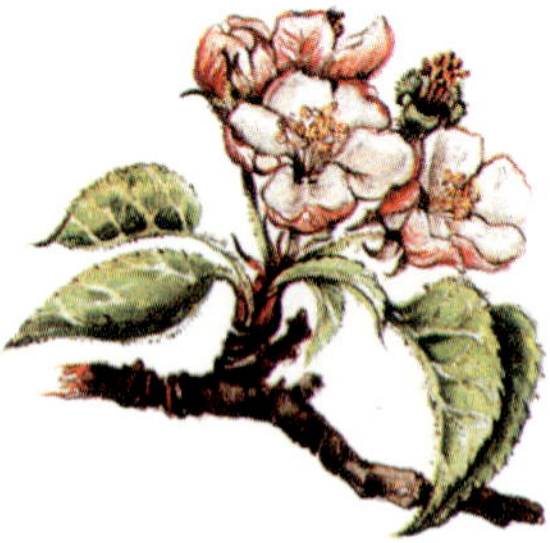

Crab Apple
Holzapfel
Malus pumila

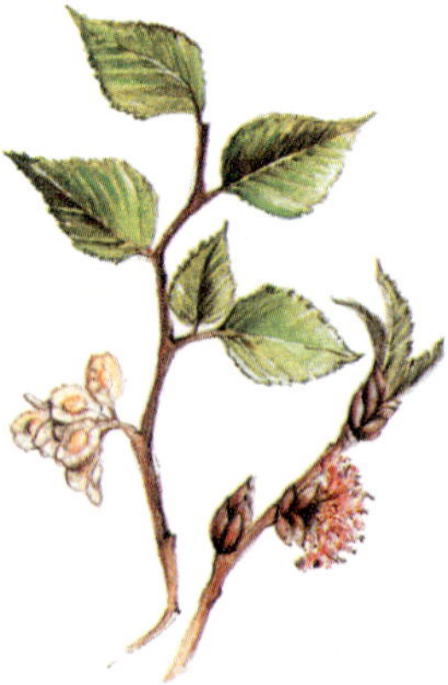

Elm
Ulme
Ulmus Procera

Die 38 Bachblüten

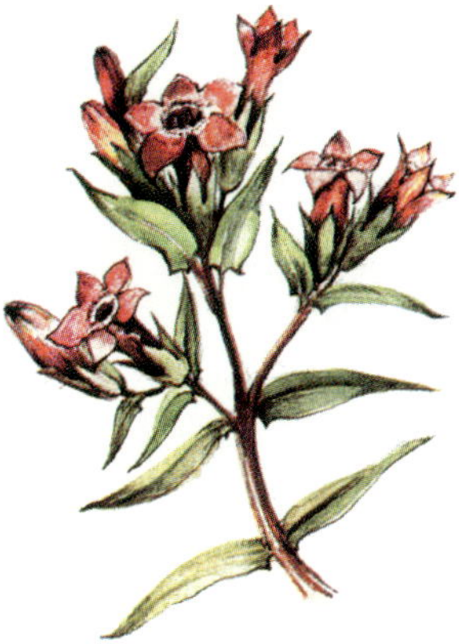

Gentian
Herbstenzian
Gentiana amarella

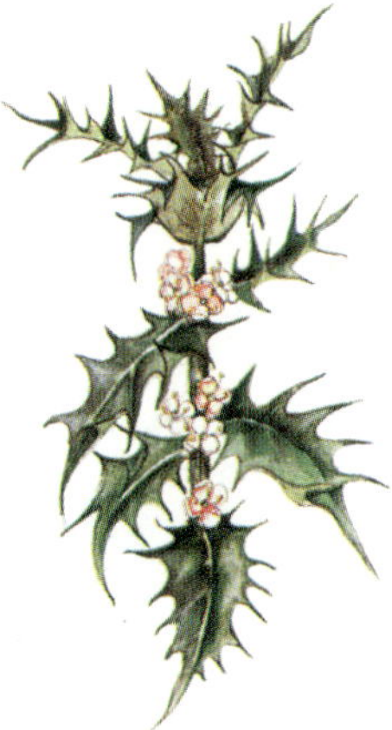

Holly
Stechpalme
Ilex aquifolium

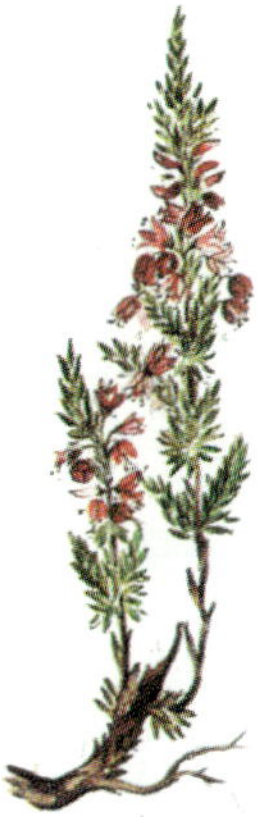

Heather
Gemeines Heidekraut
Calluna vulgaris

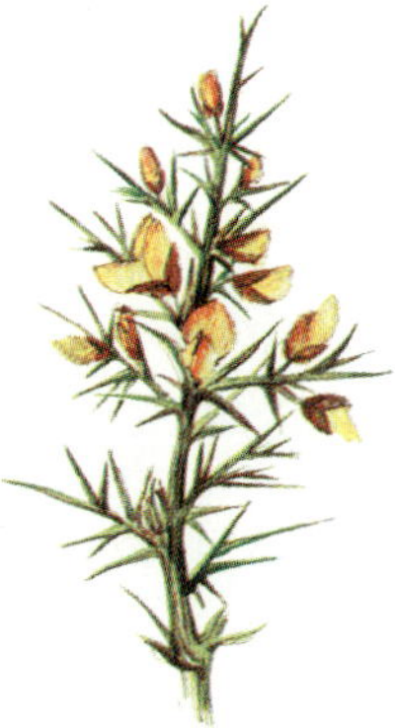

Gorse
Stechginster
Ulex europaeus

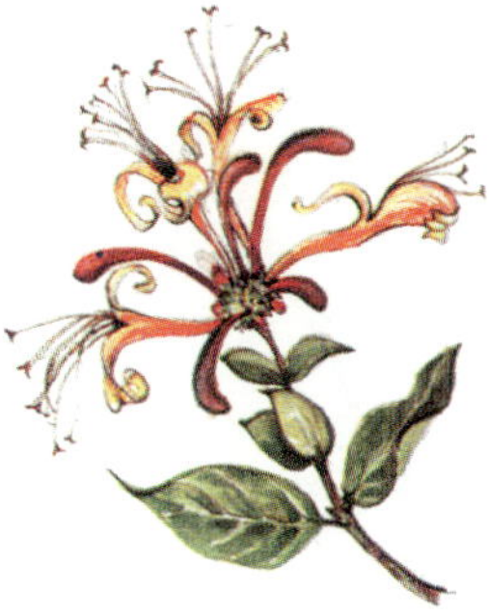

Honeysuckle
Echtes Geissblatt
Lonicera caprifolium

Die 38 Bachblüten

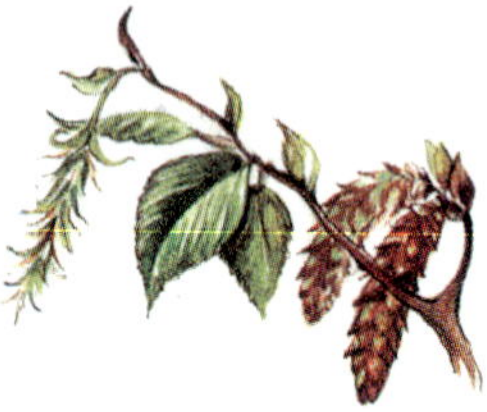

Hornbeam
Weissbuche oder Hainbuche
Carpinus betulus

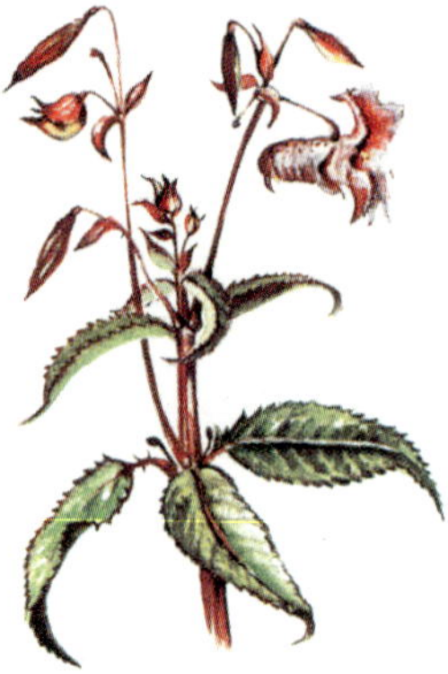

Impatiens
Drüsentragendes Springkraut
Impatiens glandulifera

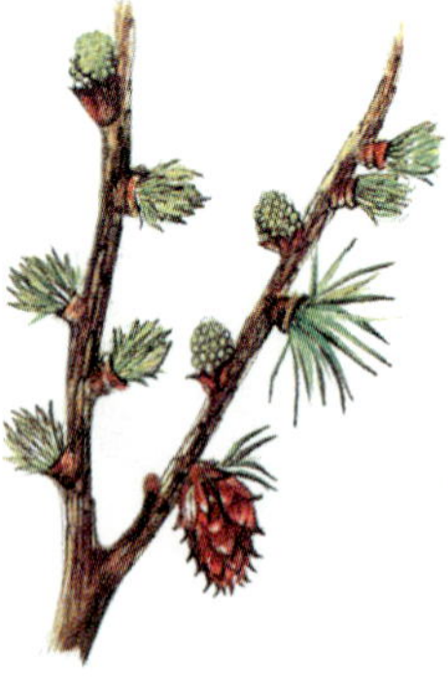

Larch
Lärche
Larix decidua

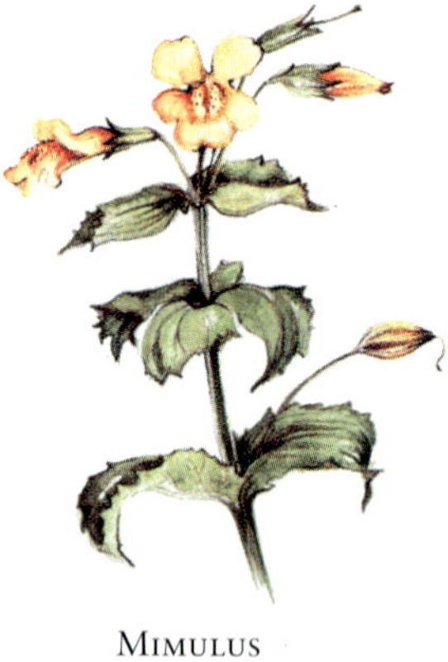

Mimulus
Gefleckte Gauklerblume
Mimulus guttatus

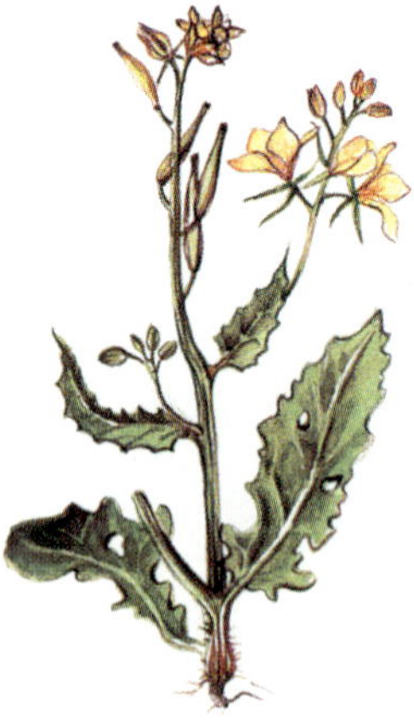

Mustard
Wilder Senf
Sinapis arvensis

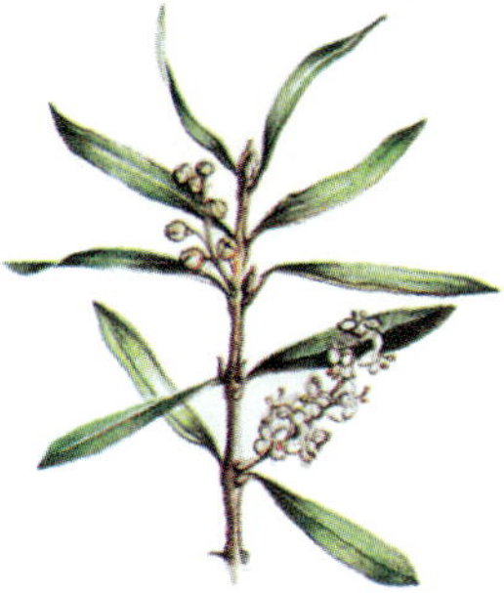

Olive
Olive
Olea europaea

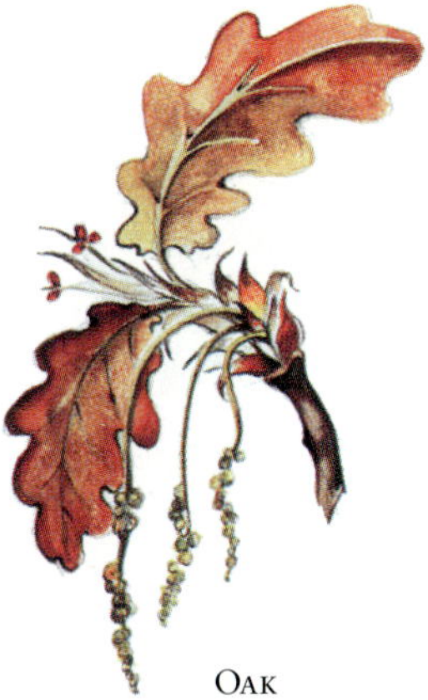

Oak
Eiche
Quercus robur

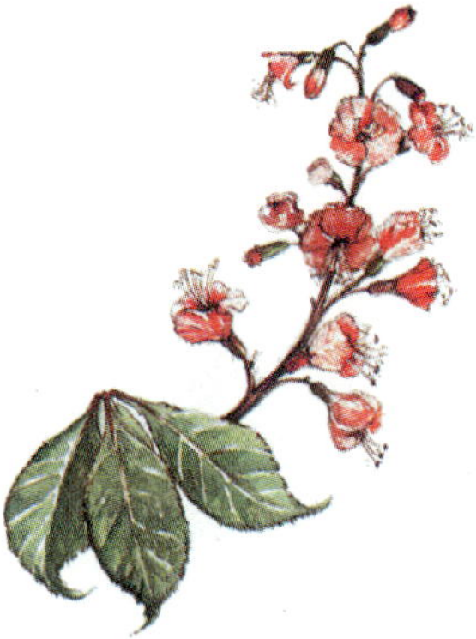

Red Chestnut
Rote Kastanie
Aesculus carnea

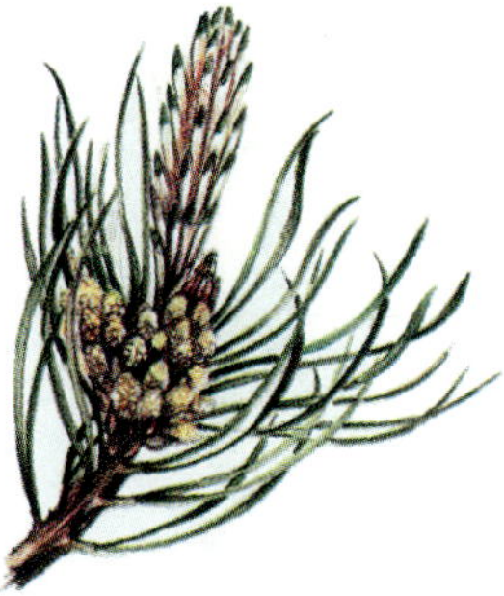

Pine
Gemeine Kiefer, Föhre
Pinus sylvestris

Die 38 Bachblüten

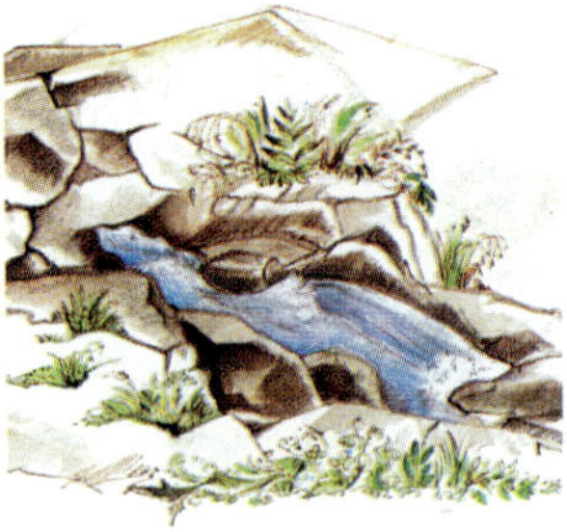

Rock Water
Wasser aus heilkräftigen
Quellen

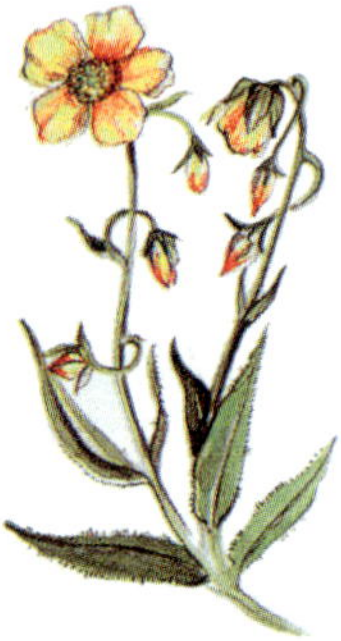

Rock Rose
Gelbes Sonnenröschen
Helianthemum nummularium

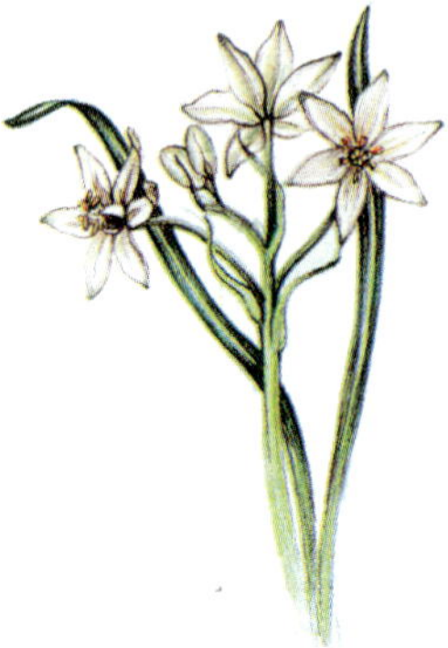

Star of Bethlehem
Doldiger Milchstern
Ornithogalum umbellatum

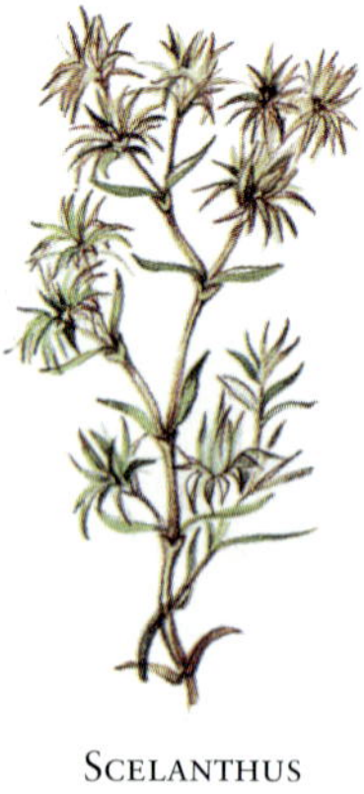

Scelanthus
Einjähriger Knäuel
Seleranthus annuus

Die 38 Bachblüten

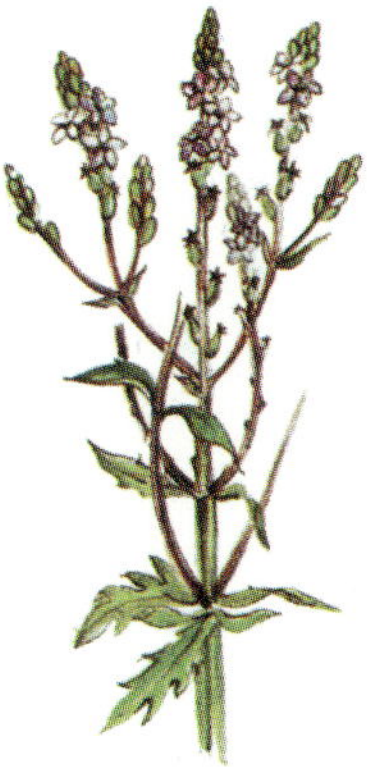

Vervain
Eisenkraut
Verbena officinalis

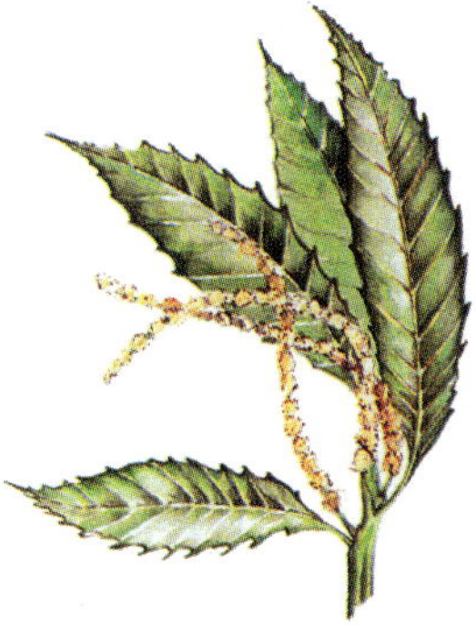

Sweet Chestnut
Edelkastanie oder Esskastanie
Castanea sativa

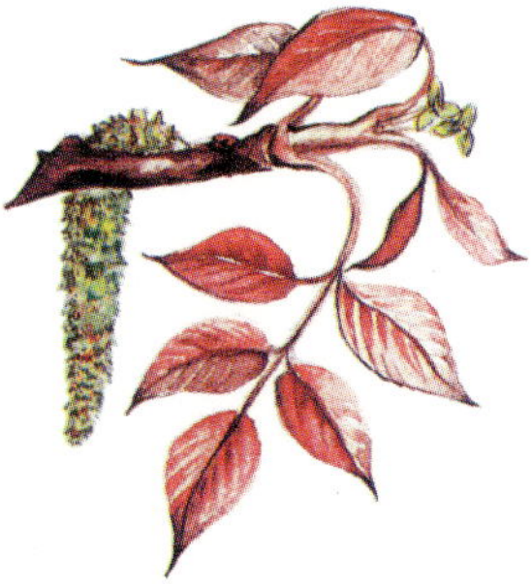

Walnut
Walnuss
Juglans regia

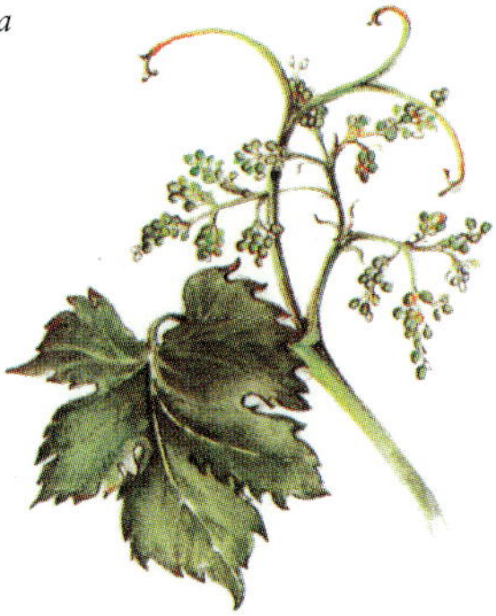

Vine
Weinrebe
Vitis vinifera

Die 38 Bachblüten

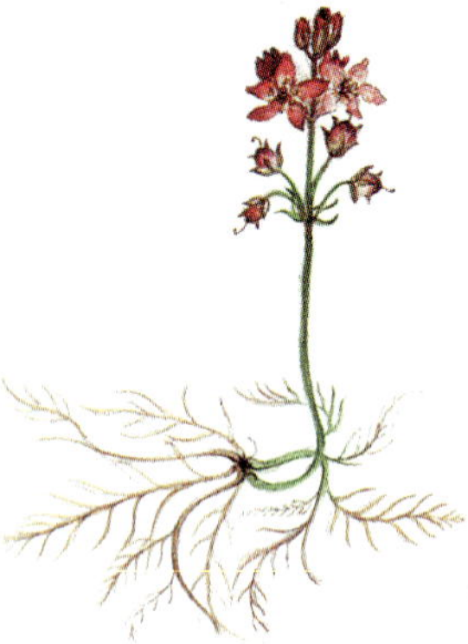

Water Violet
Sumpfwasserfeder
Hottonia palustris

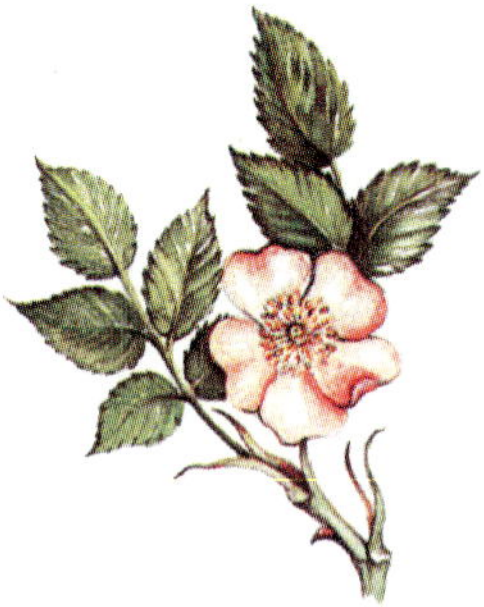

Wild Rose
Heckenrose
Rosa canina

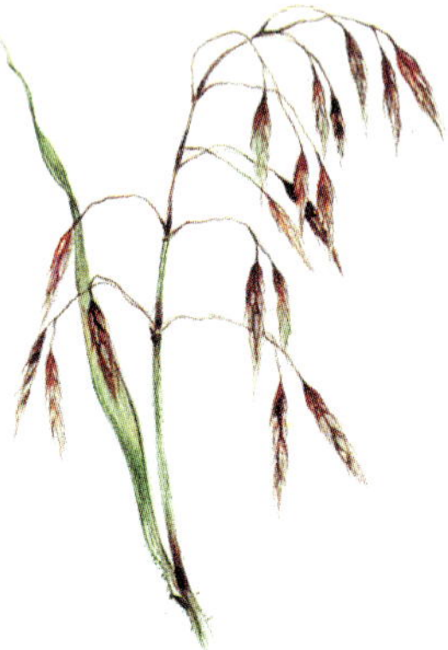

Wild Oat
Waldtrespe
Bromus ramosus

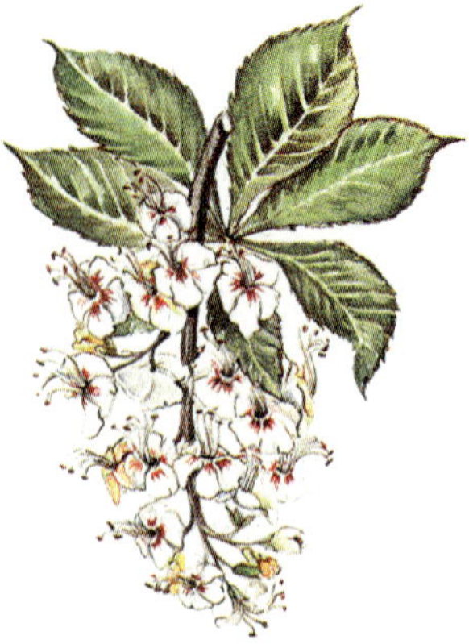

White Chestnut
Rosskastanie oder Weisse Kastanie
Aesculus hippocastanum

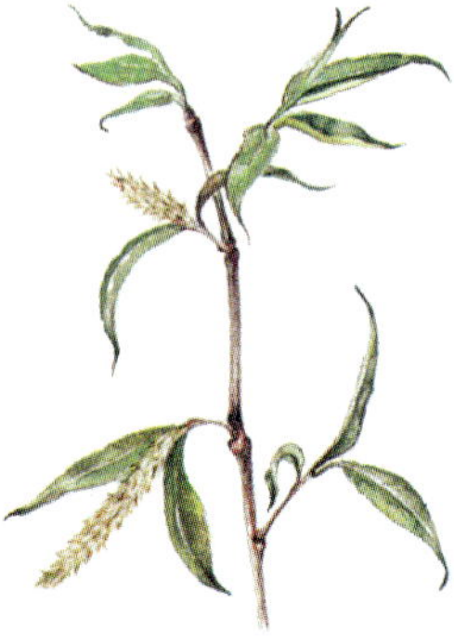

Willow
Gelbe Weide
Salix vitellina

White Chestnut – Rosskastanie oder Weisse Kastanie

Aesculus hippocastanum

Die Pflanze

Laubabwerfender, bis 30 Meter hoher Baum. Die Blätter sind wechselständig mit einem rundlichen Stiel von 15 bis 20 Zentimeter Länge. Sie sind fingerförmig, bestehen aus fünf bis sieben Blattfedern, die wie die Finger einer Hand angeordnet sind. Die Blattfedern sind verkehrt eiförmig mit gezähntem Rand. Die mittlere Blattfeder ist immer größer als alle anderen. Die Blüten sind zu Rispen zusammengefasst, deren Achse nach oben zeigt. Sie besteht aus fünf Kronblättern, die unterschiedlich gewellt und weiß, gelb oder rot gefleckt sind. Die Früchte in ihrer stacheligen Kapsel sind glänzend braun.
Die Rosskastanie stammt ursprünglich aus dem Balkan und ist jetzt in kultivierter Form in allen gemäßigten Breiten zu finden. Geerntet werden die männlichen und weiblichen Blüten im Mai oder Juni. Herstellung der Blütenessenz nach der Sonnenmethode.

Wenn die Gedanken quälend kreisen

Mir fällt es schwer, abzuschalten.

Ich schlafe meist schlecht ein, da ich meine Gedanken nicht abschalten kann.

Ich versuche oft, diese Gedanken wegzuschieben, aber es gelingt mir nicht; sie scheinen mich zu verfolgen.

Menschen im White-Chestnut-Zustand können nicht abschalten. Wie bei einer Schallplatte, bei der die Nadel hängen geblieben ist, gehen ihnen die immer gleichen Gedanken im Kopf herum und die Betroffenen können nichts dagegen unternehmen.

Häufig wälzen sie sinnlos Probleme, ohne zu einer Lösung zu gelangen, oder führen endlose innere Dialoge. Manchmal fangen sie irgendwo eine Melodie auf, die sich in ihrem Kopf verselbstständigt und sie tagelang verfolgt. Sie leiden oft unter Einschlafschwierigkeiten, da sie gedanklich nicht zur Ruhe kommen können.

White Chestnut bei Kindern

White Chestnut ist sinnvoll für Kinder, die nicht abschalten können, weil die immer gleichen Gedanken ihnen durch den Kopf gehen. Sie wiederholen ständig den gleichen Satz, singen oder summen eine aufgeschnappte Melodie, die sich als Ohrwurm eingenistet hat; ein Textfragment kann sie ebenso verfolgen wie eine Filmszene, die sie vor ihrem geistigen Auge dauernd repetieren.
Das Abspulen des immer Gleichen hindert diese Kinder oft auch abends, gedanklich zur Ruhe zu kommen. Schlaflos wälzen sie noch im Bett die sinnlosen Gedankenfetzen und sind am folgenden Tag entsprechend müde und unkonzentriert.

Wild Oat – Waldtrespe

Bromus ramosus

Die Pflanze

Graspflanze mit einem geraden, behaarten, unverzweigten halben bis anderthalb Meter langen Halm. Die Blätter sind lang, herabhängend und spitz zulaufend. Die röhrenförmigen Blattscheiden umklammern den Halm und sind mit langen, nach hinten gebogenen Härchen bedeckt. Die Rispe sitzt oben am Haupthalm und besteht aus vielen dünnen, in der Regel paarweise herabhängenden Rispenzweigen. Die Blütezeit ist im Juli und August.
Vorkommen in feuchten Wäldern, an Heckensäumen, in Dickichten und an Straßenrändern.
Herstellung der Blütenessenz nach der Sonnenmethode. Es werden die blühenden Ähren gesammelt.

Suchen und warten auf die eigene Berufung

Ich habe oft das Gefühl einer inneren Leere und suche ständig etwas, das mich erfüllt.

Mir macht alles keinen Spaß, weil ich nicht weiß, was ich eigentlich will.

Ich habe keine Lebensziele.

Ich kann keinen Sinn finden in dem, was ich gerade tue.

Die Blüte Wild Oat verkörpert einen Zustand, bei dem die Menschen nach ihrer Lebensaufgabe oder Berufung suchen. Sie wollen etwas Großes leisten, haben viel ausprobiert, aber nichts entdeckt, was ihnen die gewünschte Erfüllung gebracht hätte. Sie sind unzufrieden, weil trotz ihrer Bemühungen kein Ziel erkennbar ist und sie den Platz in ihrem Leben noch immer nicht gefunden haben. Diese existentielle Enttäuschung ruft bei ihnen Unzufriedenheit und ein Gefühl der Leere hervor, die anscheinend durch nichts auszufüllen ist.

Ihre unbestimmten Ambitionen bringen sie dazu, häufig Beruf, Partner oder Wohnung zu wechseln und vieles zu beginnen, das sie dann nie zu Ende führen.

Der Zustand der Unsicherheit bezieht sich nicht nur auf die große Leitlinie ihres Lebens. Selbst bei alltäglichen Entscheidungen, wie z. B. beim Einkauf, haben sie Schwierigkeiten, aus einer Vielzahl von Möglichkeiten etwas für sie Passendes auszuwählen.

Wild-Oat-Menschen lassen sich aus Frustration treiben und kompensieren die fehlende Orientierung durch Genusssucht (extravagante Autos, Mode, Reisen, Schlemmerei). Dennoch finden sie keine Erfüllung und werden nie das Gefühl los, das Leben ziehe an ihnen vorbei.

Wild Oat bei Kindern

Wild-Oat-Kinder können nichts mit ihrer Freizeit anfangen. Sie wissen nicht, was sie gern tun würden, hängen herum, vertrödeln den Tag und langweilen sich dabei fürchterlich. Gelegentliche, lustlos begonnene Unternehmungen machen ihnen keinen Spaß. Sie sind unfähig, an dieser Situation etwas zu ändern, und daher ständig unzufrieden. Versucht man sie zu einer Aktivität zu motivieren, bekommt man oft zu hören: »Ach, das bringt doch auch nichts.«
Da ihnen jeglicher Anreiz zu interessanten oder sinnvollen Beschäftigungen fehlt, verbringen sie oft, auch bei schönstem Wetter, den ganzen Tag vor dem Fernseher.

Wild Rose – Heckenrose
Rosa canina

Die Pflanze

Buschiger, laubabwerfender Strauch, der zwei bis drei Meter hoch wird. Die zahlreichen Zweige sind unten aufrecht, dann gebogen und schließlich abfallend. Im oberen Bereich tragen die Zweige viele kurze Nebenzweige. Beide sind mit Dornen besetzt. Die Blätter stehen wechselständig und sind unpaarig gefiedert. Die Blüten bilden endständige Doldentrauben mit fünf Kronblättern, die weiß bis leuchtend rot gefärbt sein können. Die Früchte der Heckenrose sind ovale Schließfrüchte mit behaarter Oberfläche, die im Blütenboden eingeschlossen sind. Der Blütenboden wird während der Fruchtreife fleischig und bildet die Hagebutte, die somit im Grunde keine echte Frucht ist.
Die Heckenrose wächst an Wald- und Straßenrändern sowie in Hecken und ist in ganz Europa weit verbreitet.
Die Herstellung der Blütenessenz erfolgt nach der Kochmethode. Es werden ca. 15 Zentimeter lange Triebe mit den Blättern und Blüten gepflückt.

Wenn man innerlich kapituliert hat

Alles erscheint sinnlos.

Ich hänge oft apathisch herum, kann nichts essen, kann nicht mehr arbeiten, kann mich über nichts freuen.

Ich habe zu nichts mehr Lust, sehe im Leben keinen Sinn mehr. Es gibt nichts mehr, was mir Freude macht.

Menschen im Wild-Rose-Zustand haben – meist aufgrund äußerer Schwierigkeiten oder infolge von Schicksalsschlägen – innerlich kapituliert und unternehmen keinerlei Anstrengung mehr, an ihrer Situation noch irgendetwas zu ändern, da ihnen ohnehin alles sinnlos erscheint. Infolge ihrer Resignation lassen sie sich ohne jeden Antrieb völlig treiben und fügen sich fatalistisch in ihr Schicksal. Es ist ihnen alles egal, da sie der Meinung sind, ihr Unglück sei (vom Schicksal) vorherbestimmt, ihre Krankheit erblich bedingt oder gar unheilbar.
Sie zeigen wenig Initiative, sind für nichts zu begeistern, reagieren auf vieles gleichgültig und finden sich mit allem ab, was auf sie zukommt. Ihr Leben verläuft ziemlich gleichförmig, ohne Höhen und Tiefen.

Wild Rose bei Kindern

Wild-Rose-Kinder haben innerlich kapituliert und lassen sich treiben. Ihre tiefe Resignation ist Folge einer unbefriedigenden Lebenssituation, eines Schicksalsschlages oder vielfacher Probleme, die sie mit Eltern, Lehrern oder Klassenkameraden haben. Nun leiden sie unter einer lähmenden Antriebsschwäche, haben zu nichts Lust und können sich für nichts mehr begeistern. Sie haben es aufgegeben, die Initiative zu ergreifen, und vertrödeln nur noch freudlos ihre Zeit.
Manchmal kapseln sie sich von ihren Freunden ab und lassen sich durch nichts und niemanden mehr motivieren. Allein sitzen sie den ganzen Tag in ihrem Zimmer und hören Musik.

Willow – Gelbe Weide
Salix vitellina

Die Pflanze

Laubabwerfender Baum mit starkem Stamm und ausladenden Ästen. Die Rinde ist dick, graubraun und tief gefurcht. Die Zweige haben eine glatte Oberfläche und sind sehr biegsam und fest. Im Winter werden sie leuchtend orange und gelb. Die Blätter sind an kurzen Stielen wechselständig angeordnet. Sie sind schmal und lanzettlich mit einem spitzen Ende, fünf bis zehn Zentimeter lang, oben glänzend und unten samtig. Die männlichen und weiblichen Kätzchen wachsen an unterschiedlichen Bäumen und sind lang und dünn. Sie erscheinen gleichzeitig mit den ersten Blättern und werden in erster Linie vom Wind bestäubt.
Die gelbe Weide wächst in tiefer gelegenen Feuchtgebieten. Die Herstellung der Blütenessenz erfolgt nach der Kochmethode. Es werden ca. 15 Zentimeter lange Triebe mit den Blättern und Kätzchen der weiblichen und männlichen Blüten gepflückt.

»Warum gerade ich?«

Ich fühle mich als Opfer des Schicksals.

Ich musste oft sehr viel Ärger schlucken, deshalb bin ich jetzt verbittert.

Ich konnte noch nie jemandem verzeihen, der mir weh getan hat.

Personen im Willow-Zustand haben schon viel Unheil erlebt, wofür sie stets andere, das Leben oder das Schicksal verantwortlich machen. Sie fühlen sich als Opfer, sind verbittert, misstrauisch, nachtragend, zornig und egoistisch und missgönnen anderen ihr Glück oder ihre Gesundheit. Ihr Denken kreist ständig um die Frage: »Warum gerade ich?«
Überzeugt von ihrer Benachteiligung fühlen sie sich berechtigt, an andere Forderungen zu stellen; hingegen sind sie nicht bereit,

selbst zu geben. Voller Hass und Bitterkeit ziehen sie sich zurück. Sie sind unfähig zu genießen, da sie in allem nur Negatives sehen. Anstatt sich mit ihrer Umgebung und ihrem Schicksal auseinander zu setzen, fressen sie ihre Wut in sich hinein und zerstören damit sich selber.

Willow bei Kindern

Willow-Kinder sind sehr nachtragend. Stets suchen sie die Schuld bei anderen und können nur schwer verzeihen. Wurden sie einmal von einem anderen Kind beleidigt oder verletzt, wollen sie nie wieder mit ihm spielen. Sie beklagen sich jedoch selten offen über andere oder schimpfen gar mit ihnen, sondern fressen ihre Wut vielmehr in sich hinein. Auf den Vorschlag, sie könnten versuchen, die Situation zu klären, reagieren sie ablehnend. Voller Bitterkeit sinnen sie stattdessen auf Rache. Typisch sind Äußerungen wie: »Dem werde ich es heimzahlen« oder »Das wird er noch bereuen«.
Fühlen sie sich von ihren Eltern vernachlässigt oder schlecht behandelt, ziehen sie sich zurück. Sie verschließen sich, werden wortkarg und möchten nicht mehr angefasst werden. Erkundigen sich die Eltern, was mit ihnen los sei, antworten sie traurig: »Du liebst mich nicht mehr.«

Die praktische Anwendung der Bach-Blüten bei alltäglichen Beschwerden

Fallbeispiele

In diesem Kapitel stellen wir ihnen einige Fallbeispiele aus der Praxis vor, die das breite Spektrum erfolgreicher Behandlungen mit Bach-Blüten zeigen.

Bettnässen

Eine Frau kommt mit ihrem zwölfjährigen Sohn in die Praxis und erzählt voller Verzweiflung, dass der Junge nachts immer noch ins Bett mache.
In diesem Fall werden die Blütenessenzen Cherry Plum und Agrimony verordnet, die tatsächlich innerhalb von zwei Wochen zur Beseitigung des Problems führen: Bis heute hat der Junge nicht mehr ins Bett gemacht.

Untertemperatur eines Neugeborenen

Nach der Geburt eines Jungen reguliert sich trotz ärztlicher Bemühungen dessen Körpertemperatur nicht. Sie bleibt zu niedrig. Als die verzweifelten Eltern ihren Bach-Blüten-Therapeuten um Hilfe bitten, verordnet dieser die Notfalltropfen. Die Ärzte sind mit dieser Behandlung einverstanden und nach nur einem Tag hat das Baby normale Temperatur.

Ein völlig verstörtes Kind

Tobias[10] wurde mit einem Herzfehler geboren, weshalb er im Alter von zwei Jahren am Herzen operiert wurde. Als Sechsjähriger hat er vielfältige Schwierigkeiten: Er ist wegen Sprachproblemen in Behandlung und zudem außerge-

10 Die Namen der Patienten sind geändert.

wöhnlich ängstlich. So ist es ihm nicht möglich, allein in ein keineswegs dunkles Untergeschoss zu gehen, in dem sich die Toilette befindet. Bei Spaziergängen fürchtet er sich davor, kleine Hügel zu ersteigen. Wie versteinert bleibt er unten stehen.
Nachts leidet er unter Schlafstörungen. Er kann schlecht einschlafen und wird häufig wach. Dann sieht er zum Beispiel, wie grüne Männchen in seinem Zimmer laufen.
Tobias bekommt die Bach-Blüten Star of Bethlehem, Gorse, Heather, Larch, Olive, Honeysuckle, Mimulus und Walnut.
Nach einer Woche sind alle Ängste wie weggeblasen.

Kein Fall für die Sonderschule

Der fünfjährige Daniel[10] leidet unter einer angeborenen Hypotonie (Muskelschwäche) und ist sprachbehindert. Er hat enorme Konzentrationsstörungen und bedarf dringend einer logopädischen Behandlung. Da er aber den Blickkontakt mit der Logopädin meidet, erscheint eine Sprachtherapie nahezu unmöglich. Daniel soll in eine Sonderschule eingeschult werden.
An diesem Punkt beginnt die Behandlung mit Bach-Blüten. Er erhält Star of Bethlehem, Mimulus, Walnut, Agrimony, Larch und Clematis.
Bereits nach einer Woche hat sich sein Verhalten normalisiert. Er sieht der Therapeutin in die Augen, wodurch auch eine logopädische Behandlung begonnen werden kann. Nach einiger Zeit wird die Blütenmischung überprüft und vom Therapeuten verändert. Schließlich können die Eltern erleichtert aufatmen: Ihr Sohn muss nicht in die Sonderschule gehen, sondern wird in eine normale Grundschule eingeschult.

Erhöhter Blutdruck nach Ortswechsel

Ein Patient mittleren Alters ist aus beruflichen Gründen regelmäßig für größere Zeiträume in Afrika. Jedesmal, wenn er auf dem anderen Kontinent angekommen ist, erhöht sich plötzlich sein Blutdruck. Erst nach drei Monaten tritt eine Beruhigung ein. Das Gleiche passiert in der umgekehrten

10 Die Namen der Patienten sind geändert.

Richtung. Kommt er nach Deutschland zurück, schnellt ebenfalls der Blutdruck für drei Monate hoch. Dieses Phänomen erlebt er bei jedem dieser Ortswechsel.
Schließlich nimmt der Mann, nachdem er wieder einmal nach Hause gekommen ist und sein Blutdruck sich wie üblich erhöht hat, Walnut und Scleranthus ein, woraufhin sich der Blutdruck innerhalb kurzer Zeit normalisiert.

Einsatz der Bach-Blütenmittel auf den Hautzonen

Wie bereits im Kapitel »Entdeckung der Hautzonen« dargestellt, bieten die Bach-Blüten-Hautzonen eine sehr einfache und effektive Möglichkeit, mit den Blütenessenzen zu arbeiten. Bei körperlichen Beschwerden kann man mittels der von Krämer erstellten Hautzonen-Topographie leicht feststellen, welche Blüte für eine Behandlung in Frage kommt.
Dabei wurde häufig die Erfahrung gemacht, dass zusätzlich zur innerlichen Einnahme der Blütenmittel die äußerliche Anwendung in Form von Umschlägen oder Cremes die Wirksamkeit der Blüten vervielfacht. Nicht selten setzt die äußerliche Anwendung den Heilungsprozess überhaupt erst in Gang. Zudem verläuft er sehr viel schneller.
Auch ausschließlich seelische Probleme kann man effektiver auflösen, wenn man zusätzlich zur Einnahme der Blütenmittel die zu diesen gehörigen Hautzonen – vornehmlich die am Rumpf – mitbehandelt.
Wie erklärt sich diese erstaunliche Wirkung?
Die wesentlich stärkere Wirkung der Bach-Blüten bei ihrer Anwendung über die entsprechenden Hautzonen – insbesondere bei körperlichen Schwierigkeiten – wird verständlich, wenn man bedenkt, dass hierbei seelische Probleme genau dort behandelt werden, wo sie sich körperlich manifestieren. Erst wenn das negative Schwingungsmuster an dieser Stelle gelöscht ist, löst sich die Störung auch im körperlichen Bereich auf, vorausge-

setzt, es bestehen hier nicht schon bereits unwiderrufliche Schäden.

Letztendlich handelt es sich bei den Bach-Blüten-Hautzonen um archetypische Hautzonen. Sämtliche feinstofflichen Arzneisubstanzen, die auf die von Edward Bach erstmals genau klassifizierten archetypischen negativen Seelenkonzepte einwirken, zeigen bei ihrer Anwendung auf diesen Zonen eine heilende Wirkung, unabhängig von der Art und dem Charakter der dort bestehenden Beschwerden. Hierzu gehören auch bestimmte ätherische Öle und Edelsteine. Sie lassen sich analog zu den Bach-Blüten auf diesen Hautzonen einsetzen (siehe Kapitel »Weitere Möglichkeiten der Neuen Therapien«).

Vereinfachte Diagnose am Beispiel einiger ausgesuchter Hautzonen

In Ihrem eigenen Interesse möchten wir Sie hier um etwas bitten: Wenn Sie Hautzonen in Ihre Selbstbehandlung mit einbeziehen wollen, konsultieren Sie zu Ihrer Sicherheit den topographischen Atlas der Hautzonen. Diesen finden Sie mit vielen einzelnen Abbildungen in *Neue Therapien mit Bach-Blüten* 2 von Dietmar Krämer und Helmut Wild. Hier sind die Zonen exakt aufgeführt, so dass eine gezielte und wirkungsvolle Anwendung gewährleistet ist. Leider können wir aus Platzgründen nicht die graphische Darstellung aller einzelnen Hautzonen in dieses Buch einfügen: Sie sind so umfangreich, dass sie allein ein ganzes Buch füllen. Einige häufig auftretende Fallbeispiele aber sollen das Prinzip veranschaulichen.

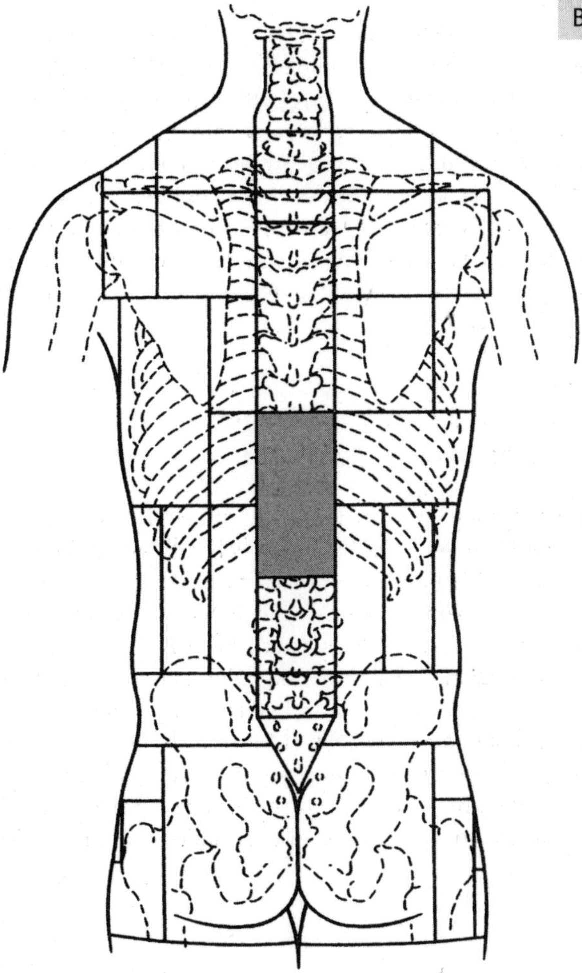

Abbildung 1
Indikation: Rückenschmerzen nach seelischen Schocks, emotionalen Verletzungen oder Enttäuschungen. Sie können in den Oberbauch ausstrahlen und dort ebenfalls Schmerzen verursachen.

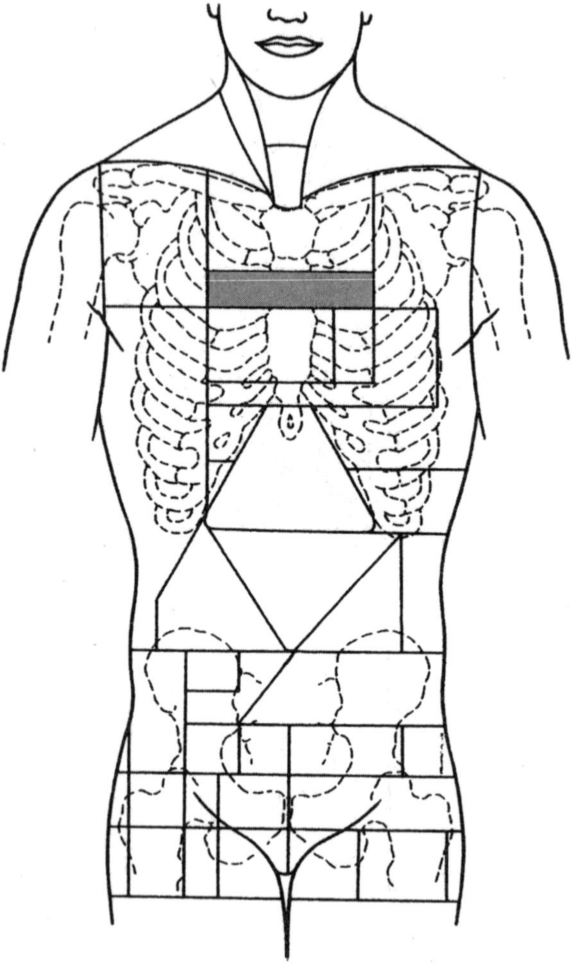

Abbildung 2
Indikationen: Druckgefühle in der Brust, Herzprobleme und Atembeschwerden nach seelischen Schocks, emotionalen Verletzungen und Enttäuschungen

Pine

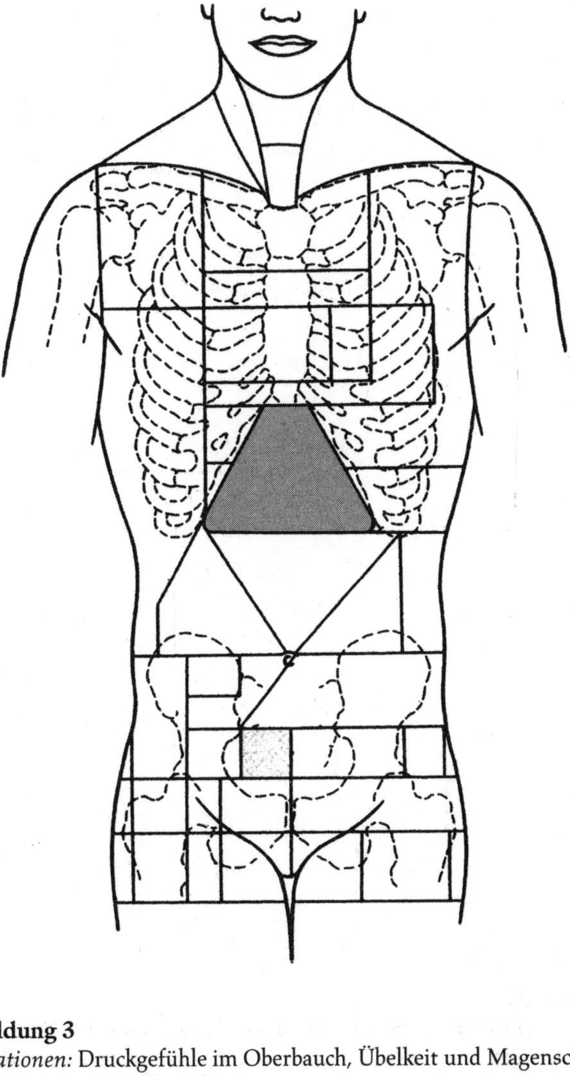

Abbildung 3
Indikationen: Druckgefühle im Oberbauch, Übelkeit und Magenschmerzen infolge von Schuldgefühlen

Pine

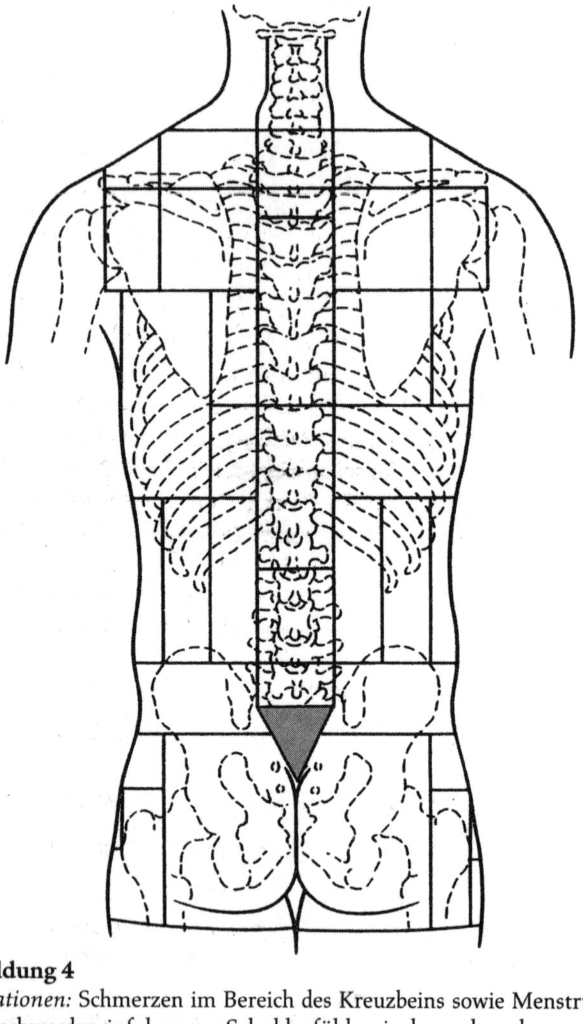

Abbildung 4
Indikationen: Schmerzen im Bereich des Kreuzbeins sowie Menstruationsbeschwerden infolge von Schuldgefühlen insbesondere dann, wenn sich diese auf den Bereich der Sexualität beziehen. Sie können unbewusst und erziehungsbedingt sein.

Larch

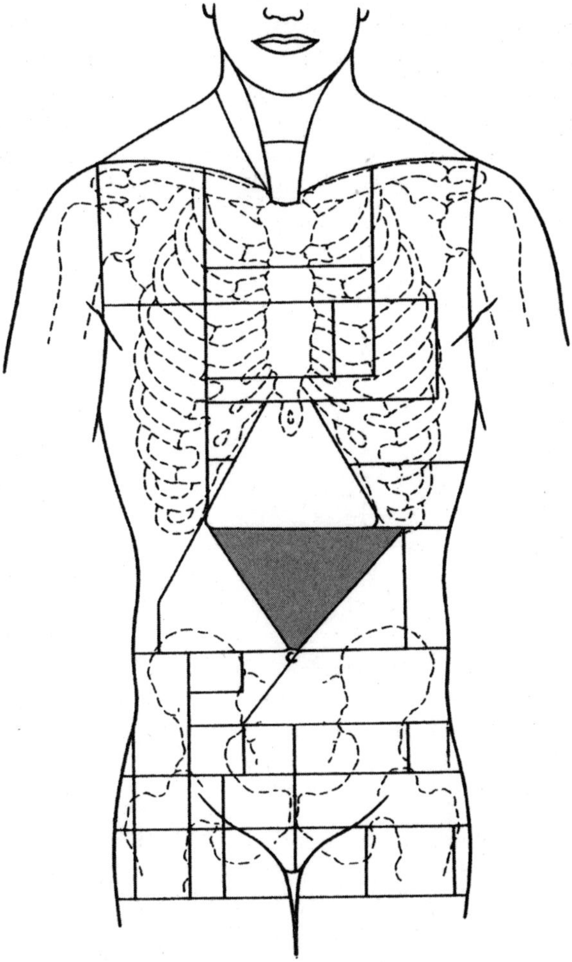

Abbildung 5
Indikationen: Flaues Gefühl im Bauch bis hin zu Übelkeit und Schmerzen infolge mangelnden Selbstvertrauens. Tritt häufig bei Prüfungsängsten auf

Wild Oat

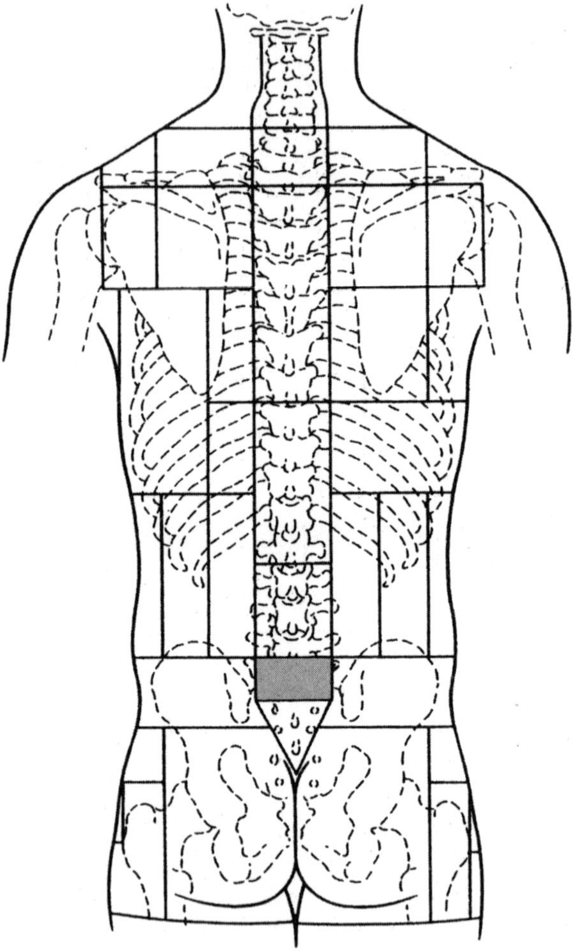

Abbildung 6
Indikation: Rückenschmerzen im Bereich des 5. Lendenwirbels in Orientierungskrisen und bei Orientierungsschwierigkeiten

Wilde Rose

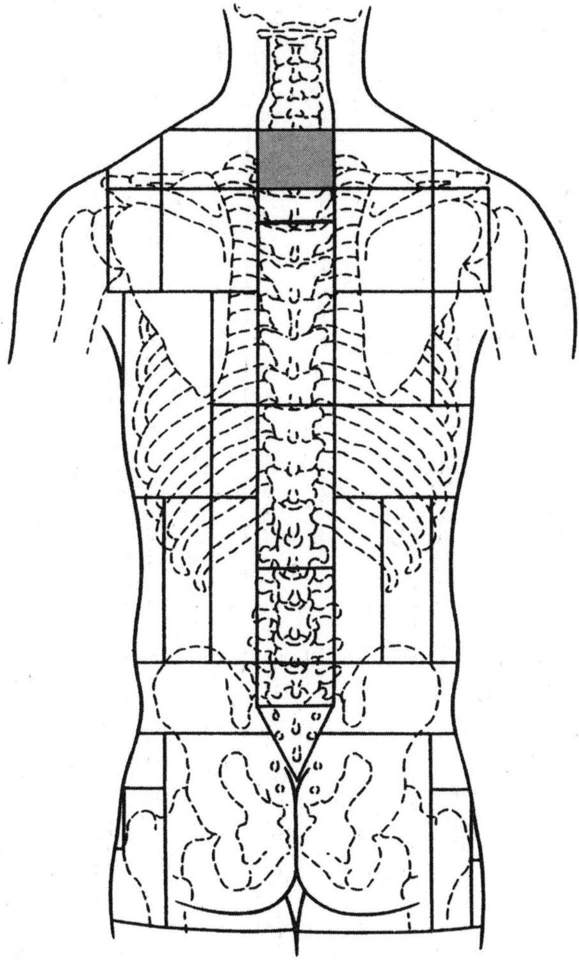

Abbildung 7
Indikationen: Kopfschmerzen, die vom unteren Nacken ausgehen, infolge früherer Resignation; Taubheitsgefühle und Kribbeln in den Fingern aufgrund von Wirbelblockaden in dieser Zone

Olive

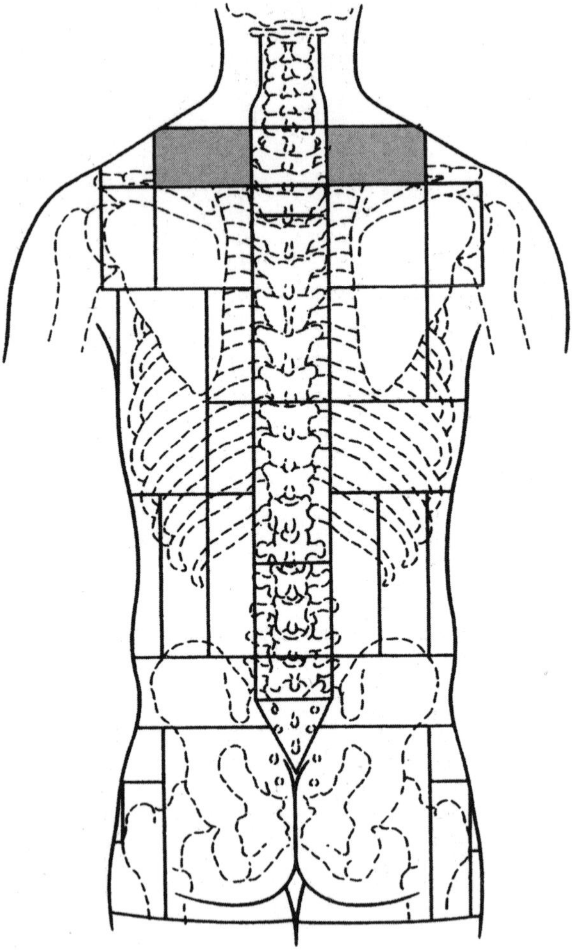

Abbildung 8
Indikationen: Verspannungen und Verkrampfungen im Bereich des Trapezmuskels infolge Erschöpfung und Überanstrengung

Oak

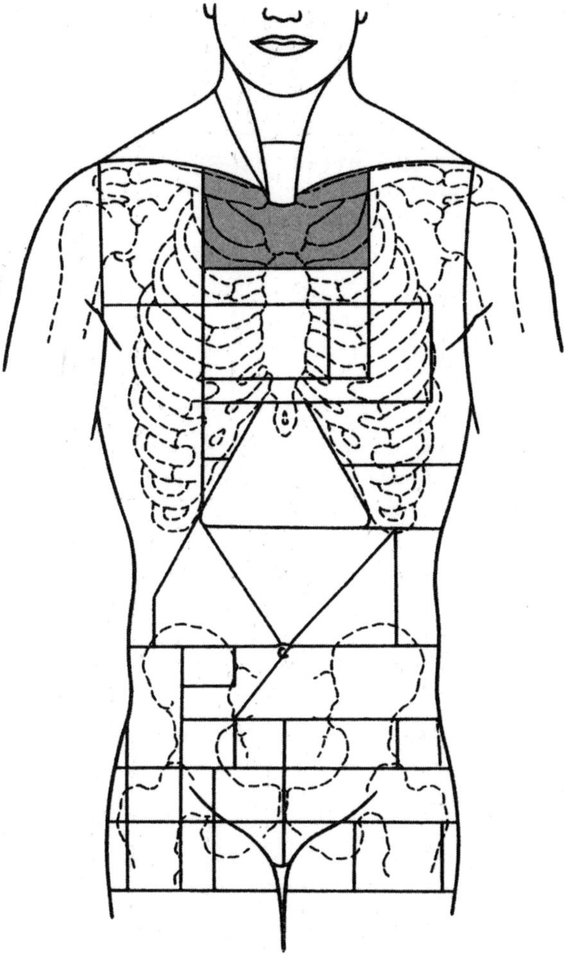

Abbildung 9
Indikationen: Husten und Druckgefühle im oberen Bereich der Brust in Zeiten von Überarbeitung, in denen Raubbau an der Gesundheit betrieben wird

Fälle aus der Praxis

Gallenbeschwerden

Eine ältere Patientin klagte über kolikartige Gallenschmerzen. Sie berichtete, sie hätte bereits vieles versucht, aber noch nichts gefunden, was ihr Linderung verschafft habe. Bei der Untersuchung fiel auf, dass die Beschwerden nicht genau im Bereich der Gallenblase auftraten, sondern wesentlich tiefer, unterhalb des rechten Rippenbogens in der Honeysuckle-Zone. Dietmar Krämers Frage, ob sie öfter an die Vergangenheit denke oder gar unter Heimweh leide, bestätigte sie: Genau das wäre im Augenblick ihr Problem. Sie befände sich derzeit im Urlaub in einer nahe gelegenen Kurstadt und es ginge ihr wie in jedem Urlaub: Nach etwa zehn Tagen beginne sie, fast ausschließlich an zu Hause zu denken. Dadurch könne sie den Urlaub nicht mehr genießen und zähle nur noch die Tage bis zu ihrer Heimreise. In dieser Situation träten auch immer die »Gallenbeschwerden« auf.
Der Patientin wurde eine Honeysuckle-Creme verordnet, die noch während des Urlaubs die Beschwerden beseitigte.

Kreuz- und Hüftschmerzen

Eine 34-jährige Patientin, die seit längerer Zeit in psychosomatischer Behandlung ist, klagte plötzlich über akute Schmerzen im Bereich des fünften Lendenwirbels und in der rechten Hüfte.
Ihr wurde eine Creme mit der Bach-Blüte Wild Oat verordnet, die sie mehrmals täglich an den schmerzenden Stellen auftrug. Die Schmerzen lösten sich allmählich auf und nach einer Woche war die Patientin völlig beschwerdefrei.

Beschwerden an der linken Kniescheibe

Ein besonders interessanter Fall ist der eines Ehepaares, das zur selben Zeit unter den gleichen Problemen litt: Sowohl die 40-jährige Frau als auch ihr 45-jähriger Mann hatten plötzlich Beschwerden in der linken Kniescheibe. Da sie keinen anstrengenden sportlichen Betätigungen nachgegangen waren und sich auch nicht gestoßen oder verletzt hatten, war ihnen diese erstaunliche Übereinstimmung völlig unerklärlich.

Bei der therapeutischen Befragung stellte sich heraus, dass das Paar vor gravierenden Veränderungen stand, da es im Begriff war umzuziehen und der Mann zudem gerade eine neue Firma gegründet hatte.
Es bekam den Rat, die schmerzende Stelle jeweils mit einer Walnut-Creme einzureiben. Tatsächlich verschwanden in beiden Fällen die Beschwerden innerhalb weniger Tage.

Herzschmerzen

Bei einem 65-jährigen Patienten traten plötzliche Herzschmerzen auf, die sich medizinisch nicht erklären ließen. Eine fachärztliche Untersuchung blieb ohne Befund.
Während des therapeutischen Gespräches wurde deutlich, dass der Patient, ein selbstständiger Geschäftsmann in der Bekleidungsbranche, sich in übertriebener Weise bemühte, den Kunden alle Wünsche zu erfüllen. Ihre Zufriedenheit war ihm in einem Maße wichtig, dass er sich ungebührlich anbiederte.
Er erhielt eine Centaury-Creme, mit der er die Centaury-Zone in der Brustmitte einreiben sollte. Sobald dies geschah, spürte der Mann, wie der unangenehme Druck von ihm fiel und die Herzschmerzen verschwanden.

Schmerzen in der Brust

Eine 35-jährige Frau suchte beim Bach-Blüten-Therapeuten Rat. Sie hatte Schmerzen in der Brust, die sie zutiefst beunruhigten.
Der Schmerzbereich wurde in der Heather-Zone lokalisiert. Das therapeutische Gespräch förderte die Heather-Symptomatik zudem sehr deutlich zutage: Die allein lebende Frau erzählte, sie litte zur Zeit furchtbar unter ihrer Einsamkeit. In Gesellschaft verhalte sie sich fast zwanghaft so auffällig, dass sie immer im Mittelpunkt stehe. Ihr vieles Reden störe sie dabei mittlerweile schon selbst.
Der Therapeut verordnete die Einreibung der betroffenen Zone im Brustbereich mit einer Heather-Creme. Nach dieser Behandlung verschwanden nicht nur die Schmerzen, sondern die Frau wurde auch wesentlich ruhiger.

Konzentrationsprobleme

Ein Fünfzigjähriger klagte über Konzentrationsprobleme. Es passierte ihm beispielsweise immer wieder, dass er in seinem Haus in ein anderes Stockwerk ging und, dort angekommen, nicht mehr wusste, was er da wollte. Kehrte er wieder um, so fiel ihm der Grund dann doch ein.
Auf einem Seminar erfuhr er von der Chestnut-Bud-Zone auf der Oberseite des rechten Oberschenkels. Mehrmals täglich stimulierte er diese durch leichte Schläge, was bereits zu einer Verbesserung seiner Konzentrationsfähigkeit führte. Die anschließenden Einreibungen mit Chestnut-Bud-Creme an der betreffenden Stelle führten schließlich dazu, dass es nicht mehr zu weiteren Gedächtnisausfällen kam, wie er sie zuvor erlebt hatte.
Anmerkung: Die Stimulation einer Bach-Blüten-Hautzone durch Schlagen, Kratzen oder Bürsten bringt in akuten Fällen manchmal bereits eine Verbesserung der Symptomatik. Dies kann unterwegs hilfreich sein, wenn man keine Blütenessenzen zur Hand hat.

Geschwollenes Auge

Eine 65-jährige Frau, die morgens erwachte und ohne äußeren Grund ein geschwollenes rechtes Auge hatte, kam in die Praxis. Das Gespräch brachte folgendes zutage: Ihr Mann war erkrankt und sie machte sich schreckliche Sorgen um ihn. Sie war ununterbrochen um ihn bemüht, redete auf ihn ein, um ihm zu erklären, was gut für ihn sei und was nicht, und versuchte auf jede erdenkliche Weise, seine Genesung voranzutreiben. Sie selbst nannte sich in diesem Zusammenhang überprotektiv.
Sie erhielt Chicory-Creme, mit der sie das geschwollene Auge einrieb. Bereits nach der zweiten Einreibung ging die Schwellung völlig zurück und das Auge war wieder normal.

Hautausschlag

Eine 25-jährige Frau litt unter einem psoriasiformen (d. h. psoriasisähnlichen) Hautausschlag auf der Innenseite ihres linken Oberarms in der Mimulus-Zone. Immer wieder hatte sie sich in fachärztliche Behandlung begeben, war aber den unangenehmen, dicken und furchtbar juckenden Ausschlag nicht losgeworden. Obwohl dieser sich an einer relativ un-

auffälligen Körperstelle befand, belastete er die junge Frau psychisch sehr.
Es stellte sich zudem heraus, dass sie bei jedem banalen Symptom Angst hatte, es könne sich um eine ernste Krankheit handeln.
Sie erhielt eine Mimulus-Creme, mit der sie die betroffene Stelle eine Woche lang einrieb. Das Ergebnis: Der Ausschlag, der sich zuvor als nicht therapiefähig erwiesen hatte, war nach dieser Zeit vollkommen verschwunden und die junge Frau überglücklich.

Bauchkrämpfe vor Vorträgen

Ein beruflich erfolgreicher 49-jähriger hatte ein Problem, das ihn zunehmend belastete. Der Manager musste immer wieder Vorträge halten. Anstatt sich aber an diese Situation zu gewöhnen und souveräner mit ihr umzugehen, litt er vor jedem Vortrag erneut unter Bauchkrämpfen, die von einem unangenehmen Leeregefühl im Kopf begleitet wurden.
Die Bach-Blüten konnten diesem Mann helfen. Bereits beim nächsten Vortrag war er ruhig und konzentriert. Er hatte Larch innerlich eingenommen und zusätzlich als Creme auf die Zone oberhalb des Bauchnabels aufgetragen.

Pickel am Kinn

Ein neunjähriges Mädchen war wegen extremer Ängste bei verschiedenen Fachleuten gewesen. Ein Allgemeinmediziner, ein auf Naturheilverfahren spezialisierter Arzt, ein Akupunkteur, ein Augendiagnostiker und schließlich ein Psychiater konnten ihr nicht helfen.
Als sie zum Bach-Blüten-Therapeuten kam, fielen diesem die vielen Pickel auf dem Kinn, also in der Aspen-Zone, auf. Zudem ergab das Gespräch, dass sie unter dem permanenten Gefühl litt, jemand sei bei ihr. Die Eltern konnten sie nie allein zu Hause lassen. Alles drehte sich in der Familie ausschließlich um dieses Mädchen, was allmählich die gesamte Familie verrückt machte.
Nachdem das Kind über einen kurzen Zeitraum Aspen eingenommen und zusätzlich mit einer Aspen-Creme das picklige Kinn behandelt hatte, verschwanden die Ängste ebenso wie die Hautunreinheiten.

Knieprobleme

Ein 46-jähriger Mann kam wegen akuter Beschwerden am linken Knie in die Praxis des Bach-Blüten-Therapeuten. Er litt unter starken Schmerzen, die von der Kniescheibe ausgingen, wenn er das Knie beugte oder belastete. Eine zuvor eingeholte fachärztliche Diagnose hatte auf Arthrose gelautet.
Die Befragung des Patienten ergab, dass er vorhatte, seinen Arbeitsplatz zu wechseln, was auf starke Widerstände seitens seiner Frau stieß.
Nun wurde dem Mann die Blüte Walnut empfohlen, und zwar sowohl zur innerlichen Einnahme als auch äußerlich in Form von Bach-Blütencreme an der entsprechenden Hautzone am Knie. Nach vier Tagen war der Patient beschwerdefrei. Er freute sich auf die neue Arbeitsstelle und es belastete ihn nicht mehr, dass seine Frau mit dem Wechsel nicht einverstanden war.

Schmerzen in der Hand

Dieser Fall ist ein weiteres Beispiel dafür, dass die Bach-Blüten auch dann Beschwerden aufzulösen vermögen, wenn ärztliche Kunst nicht mehr weiter weiß.
Ein 63-jähriger Mann, der nach einem Schlaganfall halbseitig gelähmt und sprachbehindert war, litt unter großen Schmerzen in der linken Innenhand. Kein Arzt wusste Rat. Schließlich gelangte der gepeinigte Mann in die Praxis eines Bach-Blüten-Therapeuten, der für die von den Schmerzen betroffenen Hautzonen die entsprechenden Blüten verordnete. Dem Patienten wurden regelmäßig Umschläge mit den Blüten Beech und Oak gemacht, woraufhin bald schon eine Linderung eintrat und nach wenigen Tagen die Beschwerden vollständig verschwanden.

Die Bach-Blütenschienen

Wie bereits auf Seite 16 dargestellt, entdeckte Dietmar Krämer, dass sich negative Gemütszustände auseinander entwickeln. Wie auf einer Schiene (daher die Bezeichnung »Schienen«) verlaufen diese vom Kommunikationszustand über den Kompensationszustand zum Dekompensationszustand.

Zum besseren Verständnis geben wir Ihnen hier nochmals eine kurze Definition der diese Zustände charakterisierenden Blüten.
Die *Kommunikationsblüte* versinnbildlicht die Art und Weise, wie wir mit unserer Umwelt kommunizieren.
Die *Kompensationsblüte* steht für den Versuch, die Schwächen zu kompensieren.
Die *Dekompensationsblüte* verkörpert den Zustand nach dem Scheitern der Kompensation, einen Endzustand, in dem der höchste Leidensdruck herrscht.
Die nachfolgende Darstellung der zwölf Schienen verdeutlicht die inneren Zusammenhänge und Beziehungen der einzelnen Blüten zueinander.
Die therapeutische Anwendung der Schienen sollte, wie bereits erwähnt, ausschließlich dem erfahrenen Behandler vorbehalten bleiben. Grundsätzlich gilt, dass die drei Blüten einer Schiene keinesfalls gleichzeitig eingesetzt werden dürfen, da es sonst zu äußerst unangenehmen Reaktionen kommen kann.

Die zwölf Schienen

1. Agrimony – Vervain – Sweet Chestnut
2. Centaury – Holly – Pine
3. Cerato – Vine – Wild Oat
4. Chicory – Red Chestnut – Honeysuckle
5. Clematis – Impatiens – Mustard
6. Gentian – Willow – Wild Rose
7. Impatiens – Olive – Oak
8. Mimulus – Heather – Mustard
9. Rock Rose – Agrimony – Cherry Plum
10. Scleranthus – Rock Water – Crab Apple
11. Vervain – Hornbeam – White Chestnut
12. Water Violet – Chestnut Bud – Beech

Die zwölf Schienen setzen sich aus den »inneren Blüten« zusammen. Einige kommen mehrfach vor. Larch, die Blüte des Selbstvertrauens, hingegen zählt zu keiner Schiene. Krämer bezeichnet sie als Basisblüte, da den meisten negativen Gemütszuständen mangelndes Selbstvertrauen zu Grunde liegt.
Faszinierend ist übrigens die erstaunliche Übereinstimmung der Bach-Blütenschienen mit den emotionalen Indikationen der Akupunkturmeridiane[11].

Die Agrimony-Schiene

Unbeschwertheit, Oberflächlichkeit und Sorglosigkeit der stets fröhlichen, gut gelaunten Agrimony-Typen sind Fassade, hinter der sich tiefe Not der in Wirklichkeit sensiblen, leicht verletzbaren und harmoniebedürftigen Menschen verbirgt. Ihr Lebensprinzip ist das der Verdrängung unangenehmer Gefühle, über die sie niemals sprechen. Zorn lassen sie in sich nicht aufkommen. Stattdessen suchen sie sich durch Geselligkeit und vergnügliche Zerstreuung von ihren Problemen abzulenken.

Vervain

Wird der innere Druck zu hoch und lassen sich die Probleme nach außen hin nicht mehr verbergen, so hilft nur noch die Flucht nach vorn. Im kompensatorischen Vervain-Zustand fangen die Betroffenen jetzt scheinbar an, über sich selbst zu reden. In Wirklichkeit schieben sie jedoch irgendein Thema vor, um von dem Eigentlichen abzulenken. Sie beginnen unvermittelt, sich für etwas zu begeistern, das sie mit der Zeit immer mehr in Beschlag nimmt. Anstatt ihren inneren Konflikt zu lösen, geben sie ihrem Leben einfach einen neuen Sinn. Da ihnen die Alibifunktion ihrer Über-

---

11 Ausführliche Darstellung in Dietmar Krämer: *Neue Therapien mit Bach-Blüten 3.*

begeisterung nicht bewusst ist, sind sie tatsächlich überzeugt, sich selbst dadurch zu verwirklichen.

Sweet Chestnut

Bricht dieses Kartenhaus infolge eines äußeren Einflusses oder durch die plötzliche Einsicht in die Sinnlosigkeit ihres Tuns zusammen, so führt dies zu einem Zustand tiefster Verzweiflung, der die Betroffenen an die äußerste Grenze ihrer seelischen Belastbarkeit katapultiert. Auslöser für dieses Sweet-Chestnut-Stadium können zum Beispiel ein unerwarteter Schicksalsschlag, der Tod eines Angehörigen oder Freundes, beruflicher Misserfolg, finanzieller Ruin oder auch Widerstände in der Umgebung sein, die sich dem Erreichen der ehrgeizig verfolgten Ziele entgegenstellen.

Die Centaury-Schiene

Menschen des Centaury-Typs sind sehr rücksichtsvoll und hilfsbereit. Sie können schlecht nein sagen und zeigen sich gegenüber ihren Mitmenschen willensschwach. Dass sie ihre Wünsche kaum äußern können und sie hinter den Bedürfnissen anderer zurückstellen, ist Ausdruck ihres extremen Verlangens nach Liebe und Anerkennung. Ihre emotionale Abhängigkeit von anderen Menschen und ihre Unfähigkeit, sich von ihrer Umgebung abzugrenzen, führt häufig dazu, dass sie in ihrer Gutmütigkeit ausgenutzt werden und sich leicht zu Dingen überreden lassen, die sie eigentlich gar nicht wollen.

Holly

Schließlich wird der Druck, der aufgrund der mangelnden Abgrenzung entsteht, zu groß. Das für den Centaury-Zustand typische Verhalten schlägt hier nun in sein Gegenteil um. Aggressiv verfolgen die Betroffenen nun eine für den Holly-Zustand charakteristische Abgrenzungsstrategie. Aus den früheren Ja-Sagern sind nun notorische Nein-Sager geworden: verärgerte, unruhige, leicht reizbare Menschen, die allzu schnell die Kontrolle über die eigenen Emotionen verlieren. Nun werden sie von Gefühlen wie Neid, Hass und Eifersucht beherrscht und suchen dafür die Schuld bei anderen.

Pine

Da sie durch ihr unangenehmes Verhalten keine Anerkennung und Liebe mehr von ihrer Umgebung ernten, wird ihnen in diesem Stadium langsam, aber sicher der Boden unter den Füßen weggezogen. Plötzlich sucht man die Schuld nicht mehr bei den anderen, sondern ausschließlich bei sich selbst. Zu schwer ist das Leben ohne Anerkennung. Im Pine-Stadium erinnern quälende Schuldgefühle an die Abhängigkeit von den Mitmenschen. Es folgen Selbstvorwürfe, ein ständiges schlechtes Gewissen und der Zwang, sich für alles zu entschuldigen.

Die Cerato-Schiene

Zunächst befinden die Menschen sich im Cerato-Zustand, der durch mangelndes Vertrauen in ihre eigene Urteilskraft geprägt ist. Sie trauen dem Urteil anderer eher als ihrem eigenen und übernehmen kritiklos deren Ansicht. Ihre ständigen Fragen lassen sie unselbstständig und naiv wirken.

Vine

Schließlich sind sie es leid, unsicher, unselbstständig und deswegen häufig lächerlich zu wirken. Es kommt zum kompensatorischen Vine-Zustand, in dem die Menschen nun ihre Unsicherheit gegen demonstrativ zur Schau gestellte Stärke vertauschen. Sie geben sich nun willensstark und selbstsicher und setzen sich um jeden Preis durch. Dieses kompensatorische Dominanzgehabe ist in extremen Fällen von absoluter Rücksichtslosigkeit und Unnachgiebigkeit geprägt. Aus den zuvor leicht zu beeinflussenden Menschen sind nun regelrechte Tyrannen geworden.

Wild Oat

Fällt das mühsam aufgebaute Kartenhaus in sich zusammen, führt dies schließlich zum Wild-Oat-Zustand, in dem die ursprüngliche, unbewältigte Unsicherheit des Cerato-Zustandes wieder durchbricht und mit der quälenden Frage nach dem Sinn schmerzhaft ins Bewusstsein der Betroffenen drängt. Da kein Ziel erkennbar ist, wird vieles ausprobiert, häufig Beruf, Partner oder Wohnung gewechselt, vieles begonnen und doch nie zu Ende geführt. Nichts bringt die erwartete Erfüllung. Zurück bleibt eine innere Leere, die sich offenbar durch nichts ausfüllen lässt.

Die Chicory-Schiene

Chicory-Menschen fallen meist auf den ersten Blick durch ihre gewinnende Höflichkeit und übertriebene Freundlichkeit auf. Um ihre Familienangehörigen kümmern sie sich rührend und verkörpern zumindest nach außen die idealen Eltern. Ihre übergroße Hilfsbereitschaft ist in Wirklichkeit jedoch der Versuch, sich unbemerkt in die Angelegenheiten anderer einzumischen. Werden ihre »wohlmeinenden« Ratschläge nicht beachtet, brechen sie sofort in Selbstmitleid aus und versuchen, durch moralischen Druck doch noch ihre in Wirklichkeit egoistischen Ziele zu erreichen.

Red Chestnut

Im Stadium der Kompensation, verkörpert durch die Blüte Red Chestnut, folgt nun die Rechtfertigung der im Chicory-Zustand gestellten Machtansprüche vor sich selbst. Die dort lediglich *behauptete* Sorge um die anderen wird nun tatsächlich empfunden. Die Betroffenen werden von ständigen Ängsten geplagt, ihren Familienmitgliedern könne etwas zustoßen. Andauernd brauchen sie die Bestätigung, dass alles in Ordnung sei und Verwandte nach Reisen beispielsweise heil angekommen seien. Die übertriebenen Sorgen können sich zu panischer Angst steigern, wenn zum Beispiel der Partner oder ein Kind erkrankt oder nicht zur vereinbarten Zeit nach Hause kommt.

Honeysuckle

Im Stadium der Dekompensation, das durch die Blüte Honeysuckle charakterisiert ist, wird eine vergangene Zeit glorifiziert, in der scheinbar alles den eigenen Vorstellungen und Wünschen entsprach. Die Betroffenen leben in ihrem Fühlen und Denken nur noch in der Vergangenheit, die in ihnen das Bild einer längst verflossenen, heilen Welt hervorruft. Ein Beispiel dafür sind Eltern, die ständig davon sprechen, wie schön es war, als die Kinder noch zu Hause waren.

Die Clematis-Schiene

Clematis-Typen leben mehr in einer Phantasiewelt als in der physischen Realität. Sie wirken verträumt, verschlafen, scheinen nie ganz wach zu sein und zeigen wenig Interesse an dem, was gerade um sie herum geschieht. Sie sprechen, wenn überhaupt, schleppend und leise. Ihre Augen wirken geistesabwesend und blicken fast immer ins Leere, ohne das Geschehen in ihrem Gesichtsfeld zu beachten. Beispielsweise sehen sie aus dem Fenster, nehmen jedoch nicht wahr, was draußen vorgeht. Im Gespräch bekommen sie häufig nicht mit, was der andere sagt, da ihre Gedanken sofort wieder abschweifen.

Impatiens

Äußere Umstände beenden diesen Ausflug in eine »andere Welt« oft sehr abrupt. So werden die Betroffenen beispielsweise durch den Blick auf die Uhr jäh aus ihren Träumen gerissen. Jetzt müssen sie in kurzer Zeit nachholen, was sie während ihrer »Abwesenheit« versäumt haben. Um möglichst bald wieder in die ersehnte Phantasiewelt flüchten zu können, wird in diesem kompensatorischen Impatiens-Zustand mit Ungeduld versucht, die Verpflichtungen und Aufgaben, die sich in der Realität stellen, auf dem schnellsten Wege hinter sich zu bringen.

Mustard

Aufgrund der dadurch entstehenden hektischen Lebensweise wird der Unterschied zwischen der rauen Wirklichkeit und der heilen Welt der Träume mit der Zeit immer krasser. Doch schließlich werden die Betroffenen infolge der ständigen Eile völlig von der Realität eingeholt und zum Träumen bleibt wenig oder gar keine Zeit mehr. In diesem Mustard-Stadium tritt häufig ein unbestimmtes, nicht definierbares Verlustgefühl auf mit Phasen von Melancholie und Traurigkeit ohne erkennbaren Anlass. Die Skala der Intensität reicht dabei von leichten Gemütsverstimmungen bis zu schweren Depressionen.

Die Gentian-Schiene

Gentian-Menschen sind ewige Zweifler. Infolge ihrer pessimistischen Lebenseinstellung machen sie sich ständig Sorgen, zweifeln an allem und jedem, grübeln, sinnieren, hinterfragen, können aber aufgrund ihrer negativen Erwartungshaltung zu keinem positiven Ergebnis kommen. Sie sind häufig traurig und niedergeschlagen, da in ihren Augen immer alles schief geht. Bei äußeren Schwierigkeiten sind sie leicht entmutigt und da ihnen der Glaube an den Erfolg fehlt, geben sie vorzeitig auf.

Willow

Da ihr Blick stets auf das Negative fixiert ist, kommt es vor, dass sie sich ungerecht behandelt oder gar als Opfer fühlen, insbesondere dann, wenn sie tatsächlich vom Pech verfolgt oder von einem Unglück heimgesucht werden. In diesem Willow-Stadium suchen sie immer einen Schuldigen, den sie für ihr Unglück verantwortlich machen können. In ihrer Opferrolle klagen sie andere oder auch das Schicksal an. Ihre innere Auflehnung und ohnmächtige Wut werden jedoch meist nicht geäußert und so schwelen Hass und Bitterkeit unter der Oberfläche weiter. Verbittert ziehen sie sich innerlich vom Leben zurück, dem sie keine Freude mehr abgewinnen können.

Wild Rose

Wird der Leidensdruck zu hoch, folgt das Wild-Rose-Stadium der Resignation und der inneren Kapitulation. Jetzt unternehmen die Betroffenen keine Anstrengung mehr, um irgendetwas an der eigenen Situation zu ändern, da ihnen ohnehin alles sinnlos erscheint. Fatalistisch finden sie sich mit ihrem scheinbar unvermeidlichen Schicksal ab und verfallen in einen Zustand von Apathie, Antriebs- und Energielosigkeit.

Die Impatiens-Schiene

Menschen im Impatiens-Zustand leben in ständiger Eile. Sie arbeiten, sprechen, reagieren und bewegen sich schnell und essen sogar oft schnell. Auf Langsamkeit bei anderen oder Widerstände gegenüber ihrem Arbeitstempo reagieren sie aus Ungeduld überschießend und gereizt; doch ist aufflammender Zorn ebenso rasch wieder verraucht. Ein solch erhöhtes inneres und äußeres Tempo bedingt einen entsprechend höheren Energieverbrauch.

Olive

Vorübergehende Schwächezustände und Heißhungeranfälle sind oft ein deutlicher Hinweis darauf, dass die Kraftreserven verbraucht sind. Reagieren die Betroffenen nicht mit den notwendigen Ruhepausen auf diese Signale, so kommt es zum Olive-Stadium, das durch völlige Erschöpfung gekennzeichnet ist. Ihr Leben erscheint ihnen als einzige Last. Sie sind physisch und psychisch am Ende und wollen nur noch eines: schlafen.

Oak

Die ursprüngliche innere Ungeduld und der nicht zu beherrschende Tätigkeitsdrang dieser Menschen treiben sie dazu, sich mit enormer Willenskraft zum Weitermachen zu zwingen. Im Oak-Zustand wehren sie sich gewaltsam gegen die von ihrem Körper aufgezwungenen Erholungspausen, da sie Untätigkeit als Zeitverschwendung betrachten. Erschöpfungszustände werden nun prinzipiell übergangen, Tiefpunkte und Beschwerden ignoriert. Eisern rackern sich diese Menschen durchs Leben in der Einbildung, von Pflichtbewusstsein geleitet zu sein.

Die Mimulus-Schiene

Im Mimulus-Stadium beherrschen Angst und Überempfindlichkeit die Menschen. Sie reagieren hypersensibel auf bestimmte Reize wie laute Geräusche, grelles Licht, Kälte oder Aggressionen anderer. Vor allem aber sind sie erfüllt von vielfachen Ängsten, die sich auf konkrete Dinge beziehen, z. B. Verletzungen, Gewitter, Einbrecher, Hunde, Spritzen, Flüge usw. Auch Platzangst in engen Räumen oder einer Menschenansammlung ist typisch.
Die Betroffenen sind in der Regel verschlossen und sprechen selten mit anderen über ihre Ängste.

Heather

Wird der Leidensdruck zu groß, schlägt das introvertierte Verhalten ins Gegenteil um. Im Heather-Stadium brauchen die Betroffenen unbedingt jemanden, dem sie ihr Leid klagen können. Dabei neigen sie sehr stark zur Anklammerung. Vielfach ist ihnen sogar der Ansprechpartner unwesentlich; Hauptsache, es hört überhaupt jemand zu. In aufdringlicher Weise sprechen sie jeden an, der ihnen über den Weg läuft. Sie sind ständig auf der Suche nach Publikum und unternehmen alles, um im Mittelpunkt zu stehen. Dabei ist ihnen das Gesprächsthema gleichgültig; wichtig ist nur, dass der andere ihnen das Gefühl vermittelt, nicht allein zu sein.

Mustard

Da die Außenwelt ihnen jedoch nicht vermitteln kann, was sie nur in der Tiefe ihrer Seele finden können, nämlich Vertrauen, das die Angst überwindet, entsteht mit der Zeit das Gefühl einer inneren Leere, eine Empfindung, dass irgendetwas fehlt. Da ihnen aber nicht bewusst ist, was zu dieser Leere im Mustard-Stadium geführt hat, erscheint sie ihnen grundlos. Es kommt zu depressiven Stimmungen, die ohne äußeren Anlass kommen und gehen.

Sie reichen von Phasen der Melancholie, Unlust und grundloser Traurigkeit bis hin zu schweren Depressionen, verbunden mit dem völligen Verlust an Lebensfreude.

Die Rock Rose-Schiene

Ein akuter Rock-Rose-Zustand tritt in bedrohlichen Situationen auf, die panische Angst, Entsetzen, nacktes Grauen, eventuell sogar Todesangst hervorrufen. Im chronischen Rock-Rose-Zustand werden die in akuten Notsituationen erlebten Emotionen unbewusst auf äußere Umstände projiziert, die an die durchgestandenen traumatischen Erlebnisse erinnern. Die Betroffenen empfinden dabei unter Umständen Alltagssituationen in irgendeiner Form als bedrohlich oder fürchten, irgendwelchen äußeren Umständen hilflos ausgeliefert zu sein. Sie wirken jedoch meist ruhig und überhaupt nicht ängstlich. Aufgrund ihres schwachen Nervenkostüms geraten sie jedoch leicht in Panik und neigen dazu, Unangenehmes schockartig zu verarbeiten.

Agrimony

Da auf diese Weise ständig Situationen erlebt werden, die sehr belastend sind, wird mit der Zeit versucht, diese zu verdrängen. Der Agrimony-Zustand hat in diesem Fall eine Schutzfunktion vor den als bedrohlich empfundenen Inhalten des eigenen Unterbewusstseins. Die Betroffenen verbergen hinter einer Fassade der Fröhlichkeit und Sorglosigkeit ihre Schwierigkeiten und Probleme und spielen den überall beliebten Gesellschafter, der stets für gute Laune sorgt und den grauen Alltag vergessen lässt. Lediglich eine innere Unruhe – insbesondere abends vor dem Einschlafen, wenn äußere Ablenkungen fehlen – erinnert sie an die verdrängten Emotionen.

Cherry Plum

Wird der innere Druck zu hoch, gelangen die verdrängten Gefühle im Cherry-Plum-Zustand nun doch an die Oberfläche des Bewusstseins und lösen dort in den Betroffenen panische Angst davor aus, die Kontrolle über sich zu verlieren und durchzudrehen oder wider Willen irgendetwas Schreckliches anzustellen. Während im vorangegangenen Agrimony-Stadium unterdrückte Emotionen und verdrängte Erinnerungen allenfalls in Träumen auftauchten, drängen sie jetzt im Cherry-Plum-Stadium mit Macht an die Oberfläche. Der Versuch, diese dunklen Impulse unter Kontrolle zu bringen, führt zu innerem Zwang und der Unfähigkeit, innerlich loszulassen.

Die Scleranthus-Schiene

Scleranthus-Typen haben große Schwierigkeiten, sich für etwas zu entscheiden. Sie sehen für jede Möglichkeit, die sich ihnen bietet, sofort eine Alternative, die ihnen ebenfalls bedenkenswert erscheint. Jedesmal müssen sie um die richtige Entscheidung ringen, was sehr anstrengend ist. Häufig nehmen sie eine getroffene Entscheidung anschließend zurück. Nicht nur deswegen gelten sie als wankelmütig, sondern auch aufgrund ihrer allgemeinen Sprunghaftigkeit wie auch des jähen Wechsels ihrer Stimmungen.

Rock Water

Mit der Zeit suchen diese Menschen Zuflucht bei irgendwelchen Grundsätzen oder festen Prinzipien, die ihnen die Qual der Wahl erleichtern und die ständigen inneren Konflikte beenden sollen. Das Spektrum reicht von Diätvorschriften, strengem Antialkoholismus bis zu religiösem Sektierertum. Häufig sind es auch völlig überzogene Idealvorstellungen allgemeiner Prinzipien wie Gerechtigkeit, Nächstenliebe, Arbeitsmoral, religiöse Ethik, Sexualmoral usw. Im Bestreben, diese Ideale zu verwirklichen, versagen sich die Betroffenen im Rock-Water-Stadium vieles, was sich nicht mit ihren Lebensprinzipien vereinbaren lässt.

Crab Apple

Die allzu strengen Ge- und Verbote, die Menschen sich im Rock-Water-Zustand auferlegen, können auf Dauer nicht eingehalten werden. Im Crab-Apple-Stadium fühlen die Betroffenen sich innerlich unrein oder beschmutzt, wenn sie die selbst gesetzten Grenzen einmal überschritten haben. Dieses Gefühl projizieren sie nach außen: Sie ekeln sich nun vor allem, was unrein ist, vor Schmutz, körperlichen Ausscheidungen, Schweiß und fremden Toiletten.

Die Vervain-Schiene

Im Vervain-Zustand neigen Menschen zu übermäßiger Begeisterung und versuchen, andere durch glühende Reden von ihren Ideen und Vorstellungen zu überzeugen. Da ihr Feuereifer meist keine Grenzen kennt, ringen sie selbst dann noch um Argumente, wenn die anderen längst schon kein Interesse mehr zeigen. Sie besitzen hohe Ideale, für die sie sich vielfach missionarisch einsetzen, und feste Grundsätze, von denen sie nur selten abrücken. Durch ihre extrem hohen Ansprüche an sich selbst setzen sie sich dabei psychisch unter starken Druck.

Hornbeam

Ihre Unfähigkeit, die eigenen Grenzen zu erkennen und zu akzeptieren, führt aufgrund der ständigen mentalen Überforderung auf Dauer zwangsläufig zu Phasen nervöser Erschöpfung. Dieser

Hornbeam-Zustand ist gekennzeichnet durch eine große geistige Müdigkeit, verbunden mit einer mehr oder weniger starken Antriebsschwäche und einem übergroßen Schlafbedürfnis. Abends sind die Betroffenen bereits sehr früh müde, morgens kommen sie nicht aus dem Bett. Doch je länger sie liegen bleiben, desto erschöpfter fühlen sie sich hinterher.

White Chestnut

Auf diesen Zustand der Passivität folgt nun im White-Chestnut-Zustand als Gegenreaktion die Verselbstständigung der Gedanken.
Ein regelrechter Denkzwang setzt ein. Die Betroffenen leiden unter inneren Dialogen oder sich im Kreis drehenden Gedanken, die sie nicht abstellen können. Sie wälzen ständig die immer gleichen Probleme, ohne zu einer Lösung zu gelangen. Dieser Zustand wird noch verstärkt durch Kaffee, Tee oder Nikotin: stimulierende Mittel, die eigentlich zur Überwindung des Hornbeam-Zustands eingenommen werden.

Die Water Violet-Schiene

Im Stadium der Kommunikationsblüte Water Violet fühlen die Menschen sich als etwas Besonderes. Ihre empfundene Überlegenheit äußern sie zwar nicht unbedingt direkt, aber ihr allgemeines Verhalten weist Züge von Überheblichkeit auf. Insbesondere entziehen sie sich jeglicher Auseinandersetzung, die sie für unter ihrer Würde halten. Mittelmaß ist ihnen ein Graus, dem sie unbedingt entgehen möchten. Um sich noch mehr von der Masse abzuheben, neigen sie in Angelegenheiten, die ihnen wichtig erscheinen, häufig auch zu Perfektionismus.

Chestnut Bud

Im kompensatorischen Chestnut-Bud-Zustand weichen die Betroffenen unangenehmen Pflichten aus und schieben lästige Aufgaben bis zum letztmöglichen Termin vor sich her. Sie interessieren sich weniger für die zunächst anstehenden Arbeitsschritte als vielmehr für das, was sie als übernächstes tun werden.
Dieses permanente Ignorieren des Naheliegenden führt dazu, dass sie unkonzentriert, flüchtig und dadurch fehlerhaft arbeiten. Ihre nachlässige und oberflächliche Art hindert sie daran, aus ihren Fehlern zu lernen, sodass sie häufig die gleichen Fehler machen.

Beech

Solche Fehler sind aber unvereinbar mit dem ausgeprägten Überlegenheitsgefühl der Betroffenen. Gekränkt in ihrer Eitelkeit, versuchen sie nun im Beech-Zustand von ihren Schwächen abzulenken, indem sie Schwächen anderer hervorheben – entweder in Gedanken oder durch offene Kritik oder sogar beißenden Spott.

Die äußeren Blüten

Zu den äußeren Blüten gehören Star of Bethlehem, Gorse, Elm, Walnut und Aspen. Wie bereits erwähnt, umfassen sie negative Seelenkonzepte, die als Folge von äußeren Einflüssen oder als Reaktion auf solche entstanden sind, zum Beispiel Schock, Enttäuschung, Mutlosigkeit in scheinbar aussichtslosen Situationen, Verunsicherungen in Phasen des Neubeginns u. a.

Einsatz bei Verletzungen

Daneben können die äußeren Blüten bei den im folgenden genannten äußeren Verletzungen unabhängig von der Topographie der Hautzonen angewandt werden:

Star of Bethlehem

- Verletzungen
- Prellungen
- Verbrennungen
- Sonnenbrand

Gorse

- Wunden, die nicht heilen wollen
- Verletzungsfolgen, die lange Zeit vergeblich behandelt wurden

Elm

- Muskel- und Gelenkbeschwerden nach Überanstrengung
- Rücken- und Schulterschmerzen nach zu schwerem Heben
- Muskelkater
- als Unterstützung bei der Behandlung von Tennis-Ellbogen

Walnut

- Schnittwunden
- offene Wunden
- Vorbeugung gegen schlechte Wundheilung und überschießende Narbenbildung
- Behandlung von Narbenstörfeldern

Aspen

- Ängste nach Berührung von magisch-okkulten Gegenständen

Die äußeren Blüten können auch miteinander kombiniert werden. Bei massiven Verletzungen mit offenen Wunden empfiehlt sich beispielsweise eine Mischung aus Star of Bethlehem (für die Verletzung), Gorse (zur schnelleren Ausheilung) und Walnut (zur Verhinderung starker Narbenbildung).

Register der Gemütssymptome

Für äußerlich sehr ähnliche Gemütssymptome kommen häufig mehrere Bach-Blüten in Frage. Zur besseren Orientierung finden Sie im Folgenden Verhaltensmuster und Emotionen in alphabetischer Reihenfolge, die durch differenzierende Äußerungen den einzelnen Blüten zugeordnet sind. Diese erleichtern Ihnen das Auffinden der Blüten, die Sie benötigen.

Alleinsein

AGRIMONY
Ich suche die Gesellschaft anderer, um von meinen Problemen abzulenken.

HEATHER
Ich bin unfähig, allein zu sein, und klammere mich daher stark an andere.

IMPATIENS
Ich arbeite lieber allein; andere können mit meinem Arbeitstempo nicht mithalten.

WATER VIOLET
Ich bin ein Einzelgänger, lebe zurückgezogen und meide Gesellschaft.

Angst

ASPEN
Ich leide unter vagen Ängsten und bösen Vorahnungen. Es ist mir im Dunkeln unheimlich.

CHERRY PLUM
Ich habe Angst durchzudrehen, auszuflippen und die Beherrschung zu verlieren.

CRAB APPLE
Ich habe Angst, mich zu infizieren, und ekele mich vor Schmutz und Körperausscheidungen.

LARCH
Ich habe Erwartungsängste, Prüfungsängste und Versagensängste.

MIMULUS
Ich leide unter konkreten Ängsten, z. B. vor Wasser, Gewittern, Einbrechern, Hunden.

RED CHESTNUT
Ich habe häufig Angst um andere. Meine Gedanken kreisen nur um deren Wohlergehen.

ROCK ROSE
Ich gerate leicht in Panik und hatte auch schon Todesängste.

Anspannung

AGRIMONY
Mich befällt eine innere Unruhe beim Einschlafen; tagsüber bin ich ganz cool.

Cherry Plum
Ich bin ständig innerlich angespannt, um nicht die Beherrschung zu verlieren.

Impatiens
Ich bin permanent angespannt aus Ungeduld; nichts geht mir schnell genug.

Oak
Ich bin körperlich völlig verkrampft, da ich ständig meine Tiefpunkte übergehe.

Rock Water
Ich bin recht verhärmt, da ich an bestimmten Moralvorstellungen krampfhaft festhalte.

Vervain
Ich bin oft überdreht aus Überbegeisterung und unfähig, mich zu entspannen.

Antriebslosigkeit

Chestnut Bud
Ich schiebe unangenehme Dinge ständig vor mir her.

Clematis
Ich bin sehr verträumt und habe wenig Interesse an der Außenwelt.

Hornbeam
Ich bin andauernd müde und kann mich schlecht aufraffen.

Olive
Ich bin physisch und psychisch völlig fertig.

Mustard
Ich bin im Augenblick melancholisch und mir fehlt jeglicher Antrieb.

Wild Oat
Ich habe zu nichts Lust, nichts interessiert mich wirklich. Mir ist oft langweilig.

Wild Rose
Ich habe innerlich kapituliert, in meiner Resignation ist mir alles gleichgültig.

Ärger

Beech
Ich sehe sehr leicht die Fehler anderer und ärgere mich über deren Dummheit.

Holly
Ich ärgere mich sehr leicht und rege mich über alles Mögliche auf.

Impatiens
Es ärgert mich wahnsinnig, wenn ich warten muss; ich bin eben sehr ungeduldig.

Vervain
Ich bin wütend über mich selbst, wenn ich meine hohen Selbstansprüche nicht erfülle.

Water Violet
Ich halte Ärger für unter meiner Würde und ziehe mich daher zurück.

Willow
Meist schlucke ich den Ärger hinunter, vergesse ihn aber nur schwer.

Arroganz

siehe Überheblichkeit

Aufdringlichkeit

Chicory
Ich erteile oft ungefragt Ratschläge und dränge meine Hilfe förmlich auf.

Heather
Ich rede wie ein Wasserfall; dabei spreche ich nur über mich selbst.

Vervain
Ich rede oft wie ein Wasserfall über Themen, die mich begeistern.

Rock Water
Ich mische mich ein, wenn ich etwas moralisch anstößig finde.

Beeinflussbarkeit

Agrimony
Ich mache bei allem mit, um mich dadurch von meinen Problemen abzulenken.

Centaury
Ich kann nicht nein sagen, bin willensschwach und leicht zu beeinflussen.

Cerato
Ich bin beeinflussbar, weil ich unsicher bin und kein Vertrauen in meine eigene Meinung habe.

Holly
Ich rege mich sehr schnell auf und bin daher leicht zu provozieren.

LARCH
Ich halte mich für unfähig und bin beeinflussbar wegen meines mangelnden Selbstvertrauens.

WALNUT
Ich bin wankelmütig in Phasen des Neubeginns und getraue mich nicht, den letzten Schritt zu tun.

Begeisterung

VERVAIN
Ich besitze eine starke Begeisterungsfähigkeit mit Hang zur Übertreibung.

WILD OAT
Ich befinde mich noch auf der Suche; nichts interessiert mich wirklich. Mir ist oft langweilig.

Beherrschung

CHERRY PLUM
Ich habe ständig Angst, die Beherrschung zu verlieren, und kontrolliere mich daher stark.

HOLLY
Ich verliere leicht die Beherrschung und werde schnell wütend. Ich bin leicht reizbar.

IMPATIENS
Ich reagiere wütend, wenn etwas zu lange dauert.

VINE
Ich bin völlig unbeherrscht und schreie und tobe, wenn es nicht nach meinem Willen geht.

Depression

siehe Traurigkeit

Durchsetzungsvermögen

Centaury
Ich gebe um des lieben Friedens willen nach, bin willensschwach und unfähig, mich durchzusetzen.

Chicory
Ich besitze ein diplomatisches Verhandlungsgeschick und neige zu emotionaler Erpressung.

Impatiens
Ich will alles ganz schnell regeln und reagiere aus Ungeduld häufig völlig überschießend.

Vervain
Ich versuche, andere mit glühenden Reden zu überzeugen, und zeige oft missionarischen Eifer.

Vine
Ich setze mich rücksichtslos mit Gewalt durch und drohe notfalls mit Konsequenzen.

Egoismus

Chicory
Ich dränge meine Hilfe förmlich auf und versuche, andere unter meinen Einfluss zu bringen.

Heather
Ich bin völlig selbstbezogen; meine Gedanken kreisen nur um die eigene Person.

Vine
Ich bin rücksichts- und skrupellos und setze kompromisslos meine Vorstellungen durch.

WATER VIOLET
Ich bin stolz auf mich selbst, halte mich für etwas Besonderes und distanziere mich von der Masse.

WILLOW
Ich fühle mich vom Schicksal benachteiligt und bin sehr fordernd aus Verbitterung.

Ehrgeiz

CRAB APPLE
Ich habe extrem hohe Ansprüche an mich selbst und an andere.

VERVAIN
Ich stelle höchste Ansprüche an mich selbst und bin nie zufrieden mit dem, was ich geleistet habe.

WATER VIOLET
Ich will über der Masse stehen und neige dazu, anzugeben.

Eifersucht

HOLLY
Ich bin leicht eifersüchtig und auch neidisch.

Einsamkeit

CHICORY
Ich möchte ständig meine Lieben um mich haben, sonst fühle ich mich einsam.

HEATHER
Ich bin unfähig, allein zu sein, und klammere mich stark an andere.

WATER VIOLET
Ich fühle mich auch in Gesellschaft anderer einsam.

Ekel

Crab Apple
Ich bin überempfindlich, was Gerüche betrifft, und ekele mich vor allem Körperlichen wie z. B. Schweiß.

Entscheidungen

Cerato
Ich bin sehr unsicher und brauche bei Entscheidungen die Bestätigung durch andere.

Scleranthus
Ich kann mich oft zwischen zwei Möglichkeiten nicht entscheiden und bin hin- und hergerissen.

Wild Oat
Ich bin ziemlich orientierungslos und weiß oft nicht, wo ich anfangen soll.

Walnut
In Phasen des Neubeginns reagiere ich verunsichert und kann mich nicht entschließen.

Erschöpfung

Centaury
Ich bin oft ausgelaugt durch die Gegenwart anderer.

Elm
Ich leide unter plötzlicher Erschöpfung, weil ich momentan total überfordert bin.

Hornbeam
Ich bin erschöpft und müde nach geistiger Anstrengung, Studium, nächtlichem Lesen etc.

Oak
Ich übergehe meine Tiefpunkte und arbeite trotz Erschöpfung weiter.

Olive
Ich bin physisch und psychisch am Ende.

Wild Rose
Ich habe resigniert und bin deshalb energielos.

Fehler

Chestnut Bud
Ich bin sehr nachlässig, arbeite oberflächlich und begehe häufig dieselben Fehler.

Clematis
Ich bin verträumt und begehe Fehler aus Unachtsamkeit.

Centaury
Ich falle immer wieder auf die gleiche Masche herein, weil ich nicht nein sagen kann.

Impatiens
Bei mir muss alles schnell gehen. In der Eile unterlaufen mir oftmals Fehler.

Vervain
Ich verzettele mich häufig aus Begeisterung.

Furcht

siehe Angst

Gedanken

Chestnut Bud
Ich bin stets in Gedanken zwei Schritte voraus und daher bei der Arbeit unkonzentriert.

Clematis
Ich bin ein Tagträumer und verliere mich gerne in Phantasien und Wunschvorstellungen.

Gentian
Ich bin ein Pessimist und neige zum Grübeln.

Pine
Ich leide unter quälenden Gedanken und führe entschuldigende Selbstgespräche.

Vervain
Ich führe oft Selbstgespräche und überzeuge andere in meiner Vorstellung von meinen Ideen.

White Chestnut
Ich kann meine Gedanken nicht abschalten; sie kreisen unaufhörlich.

Gedankeninhalte

Chicory
Ich sorge mich ständig um andere.

Gentian
Ich mache mir Sorgen um alles Mögliche (um die Zukunft, finanzielle Existenz u. a. m.).

Heather
Meine Gedanken kreisen meist um die eigene Person.

Honeysuckle
Ich schwelge gerne in der Vergangenheit.

STAR OF BETHLEHEM
Ich denke oft an vergangene unangenehme Dinge, früher erlebten Kummer und Schmerz.

Gespräch

HEATHER
Ich kann schlecht zuhören, weil ich die Aufmerksamkeit auf mich lenken möchte.

IMPATIENS
Ich nehme anderen vor Ungeduld häufig das Wort aus dem Mund.

VERVAIN
Ich möchte andere überzeugen und reiße daher oft das Gespräch an mich.

Heimweh

HONEYSUCKLE
Ich leide schnell unter Heimweh, manchmal sogar im Urlaub.

Herrschsucht

VINE
Ich setze mich rücksichtslos mit Gewalt durch und bin manchmal regelrecht tyrannisch.

Hoffnungslosigkeit

GENTIAN
Ich reagiere schnell entmutigt, weil ich bereits von vornherein zweifle.

Gorse
Ich bin ohne jede Hoffnung und glaube nicht, dass mir irgendjemand helfen kann.

Sweet Chestnut
Ich bin total verzweifelt und völlig am Ende. Alles erscheint sinnlos.

Wild Rose
Ich habe resigniert und innerlich kapituliert.

Hypochondrie

Heather
Ich beschäftige mich in Gedanken viel mit meiner Gesundheit und rede mir oft etwas ein.

Intoleranz

Beech
Ich bin sehr intolerant, nörgle, tadele und mache mich über andere lustig.

Impatiens
Es nervt mich wahnsinnig, wenn ein anderer langsamer ist als ich.

Rock Water
Ich bin intolerant gegenüber anderen Ideen und Weltanschauungen.

Vervain
Ich versuche, andere zu überzeugen, und kann die Meinung anderer schlecht akzeptieren.

Konzentrationsmangel

CLEMATIS
Ich bin ein Tagträumer und lebe mehr in meiner Phantasiewelt.

CHESTNUT BUD
Ich bin in Gedanken meist zwei Schritte voraus und begehe Leichtsinnsfehler.

HONEYSUCKLE
Ich lebe mehr in der Vergangenheit und habe wenig Interesse am Hier und Jetzt.

HORNBEAM
Ich bin oft müde und unkonzentriert.

OLIVE
Ich bin völlig erschöpft und fühle mich total kaputt.

WILD OAT
Es gibt so viele Möglichkeiten, da fällt es mir schwer, mich auf eine zu konzentrieren.

WHITE CHESTNUT
Ich kann nicht abschalten und werde von lästigen Gedanken abgelenkt.

Kritik

siehe Vorwürfe

Kummer

AGRIMONY
Ich mache Kummer mit mir selbst ab und versuche, mich abzulenken.

Heather
Ich neige zu Selbstmitleid und lamentiere und jammere laut.

Rock Water
Ich bin so erzogen, dass ich meinen Kummer nicht nach außen zeige.

Star of Bethlehem
Ich habe es bis jetzt nicht verarbeitet, denn es tut noch immer weh, wenn ich daran denke.

Mutlosigkeit

Elm
Ich fühle mich momentan überfordert und meinen Aufgaben nicht mehr gewachsen.

Gentian
Ich bin leicht entmutigt und glaube dann nicht mehr an den Erfolg.

Gorse
Ich bin vollkommen mutlos, weil ich schon viele Rückschläge erlebt habe.

Larch
Ich halte mich schlicht für unfähig. Andere können das alles viel besser.

Star of Bethlehem
Ich bin mutlos nach einem seelischen Schock (z. B. dem Tod eines Angehörigen).

Sweet Chestnut
Ich bin völlig verzweifelt und fürchte, an meinem Leid zu zerbrechen.

Wild Rose
Ich habe resigniert und innerlich kapituliert.

Nachlässigkeit

CHESTNUT BUD
Ich schiebe Unangenehmes grundsätzlich so lange wie möglich vor mir her.

CLEMATIS
Ich bin unaufmerksam und nachlässig, weil ich ständig vor mich hin träume.

HEATHER
Ich bin absichtlich unordentlich, um damit die Aufmerksamkeit auf mich zu lenken.

HORNBEAM
Ich bin aus Müdigkeit und Erschöpfung nachlässig, obwohl es sonst nicht meine Art ist.

MUSTARD
Ich bin aus einem Gefühl innerer Leere nachlässig, aber nur während melancholischer Phasen.

OLIVE
Ich bin physisch und psychisch völlig am Ende und daher zu vielem gar nicht in der Lage.

WATER VIOLET
Ich fühle mich über bestehende Ordnungen erhaben (»das Genie behält den Überblick«).

WILD OAT
Ich habe kein konkretes Ziel vor Augen und bemühe mich daher auch nicht.

WILD ROSE
Ich habe resigniert und lasse mich treiben. Mir ist alles vollkommen egal.

Neid

Holly
Ich bin oft neidisch auf andere.

Willow
Ich fühle mich als Opfer und neige daher zu Missgunst.

Niedergeschlagenheit

siehe Traurigkeit

Optimismus

Agrimony
Ich spiele den Optimisten, obwohl mich innerlich Sorgen quälen.

Perfektionismus

Centaury
Ich mache meine Arbeit so gut wie möglich, um anderen damit zu gefallen.

Crab Apple
Ich muss alles ganz genau machen, sonst bin ich mit mir nicht im Reinen.

Oak
Ich besitze ein übersteigertes Pflichtgefühl und kann nicht ruhen, bis alles erledigt ist.

Rock Water
Ich bin ein Idealist und versuche, anderen ein Vorbild zu sein.

Vervain
Aus Begeisterung arbeite ich perfektionistisch und bin fast nie zufrieden mit meiner Leistung.

WATER VIOLET
Ich will besser sein als andere, um damit mein Überlegenheitsgefühl zu rechtfertigen.

Pessimismus

GENTIAN
Ich bin ein Pessimist und zweifle an allem.

GORSE
Nach so vielen Fehlschlägen kann ich nicht mehr an einen Erfolg glauben.

Prinzipien

ROCK WATER
Ich bleibe meinen Prinzipien treu, auch wenn ich dafür meine Bedürfnisse unterdrücken muss.

Probleme

AGRIMONY
Ich präsentiere stets eine fröhliche Fassade und gebe Probleme nicht nach außen zu.

CERATO
Ich frage immer andere um Rat, wenn Probleme auftauchen.

GENTIAN
Ich bin ein Pessimist und sehe überall nur Probleme.

HEATHER
Bei Problemen brauche ich jemand, um mich auszuweinen.

VINE
Ich löse Probleme stets souverän allein und brauche keine Hilfe.

Water Violet
Ich bin einfach zu stolz, um Hilfe anzunehmen.

Resignation

Gorse
Ich bin ohne Hoffnung und glaube nicht, dass mir noch geholfen werden kann.

Wild Rose
Ich habe innerlich kapituliert und resigniert.

Schock

Rock Rose
Ich habe einen fürchterlichen Schreck erlebt.

Star of Bethlehem
Ich habe einen seelischen Schock erlitten, das tut noch immer sehr weh.

Schreck

siehe Schock

Schuldgefühle

Crab Apple
Ich fühle mich innerlich unrein, weil ich meinen moralischen Ansprüchen nicht gerecht wurde.

Pine
Ich fühle mich schuldig, weil ich einen Fehler begangen habe.

Selbstgespräche

siehe Gedanken

Selbstkritik

Crab Apple
Ich kann mich selbst nicht so annehmen, wie ich bin. Manchmal hasse ich mich regelrecht.

Vervain
Ich stelle hohe Ansprüche an mich selbst und bin nie mit meinen eigenen Leistungen zufrieden.

Selbstvertrauen

Centaury
Ich habe einen schwach ausgeprägten Willen und kann nicht nein sagen.

Cerato
Ich vertraue nicht auf meine eigene Urteilsfähigkeit und frage daher andere oft um Rat.

Larch
Ich traue mir sehr wenig zu und halte andere immer für besser.

Vine
Ich habe ein starkes Selbstvertrauen und setze mich immer durch, notfalls mit Gewalt.

Water Violet
Ich habe ein starkes Selbstvertrauen und bin mir stets bewusst, dass ich besser bin als andere.

Sorgen um andere

Beech
Ich kritisiere, tadele und nörgele, um andere auf ihre Fehler aufmerksam zu machen.

Chicory
Ich wache ständig über die Bedürfnisse anderer und gelte als überbeschützend.

Red Chestnut
Meine Sorgen um andere steigern sich bis zur Angst.

Rock Water
Ich habe strenge moralische Vorstellungen und möchte anderen ein Beispiel sein.

Vine
Da ich alles meist besser weiß, zwinge ich anderen häufig meinen Willen auf.

Sorgen um sich selbst

Crab Apple
Ich leide unter der Angst, mich zu infizieren, und ekele mich vor Schmutz.

Gentian
Ich grüble ständig, hinterfrage alles und mache mir Sorgen um alles Mögliche.

Heather
Ich lebe in ständiger Sorge um mich selbst und um meine Gesundheit.

Mimulus
Ich habe Angst vor Verletzungen, Schmerzen und Krankheit.

Stimmungsschwankungen

Scleranthus
Meine Stimmung ist schwankend: mal himmelhoch jauchzend, dann wieder zu Tode betrübt.

Stolz

siehe Überheblichkeit

Tadel

siehe Tagräume

Tagträume

Clematis
Ich träume mit offenen Augen und lebe in einer Phantasiewelt.

Honeysuckle
Ich schwelge sehr gerne in Erinnerungen an frühere schönere Zeiten.

Teilnahmslosigkeit

siehe Antriebslosigkeit

Traurigkeit

Gentian
Ich bin traurig, weil etwas schief gegangen ist.

Gorse
Ich bin sehr traurig, weil ich schon alles versucht habe und mir keiner helfen konnte.

Olive
Ich bin total erschöpft und völlig ausgelaugt, das ganze Leben scheint wie eine Last.

Mustard
Ich bin oft ohne jeden äußeren Anlass traurig und habe häufig melancholische Phasen.

Sweet Chestnut
Ich bin völlig verzweifelt und fürchte, an meinem Los zu zerbrechen.

Wild Oat
Ich bin deprimiert, weil ich weder Sinn noch Ziel in meinem Leben sehe.

Trost

Agrimony
Ich lehne Trost ab und mache alles mit mir selbst ab.

Heather
Ich brauche sehr viel Trost und leide furchtbar, wenn niemand für mich da ist.

Rock Water
Ich bin erzogen, nicht zu jammern, weil »man das nicht macht«.

Water Violet
Ich brauche keinen Trost, da ich glaube, dass mich sowieso keiner versteht.

Überempfindlichkeit

Agrimony
Mich nervt eine Geräuschkulisse, auch wenn sie nicht sehr laut ist.

Chicory
Ich fühle mich schnell persönlich angegriffen und reagiere beleidigt.

Crab Apple
Ich bin äußerst empfindlich gegenüber unangenehmen Gerüchen.

Impatiens
Mich regen Menschen auf, die langsamer sind als ich.

Mimulus
Ich bin empfindlich gegenüber lauten Geräuschen, grellem Licht, Kälte und Aggressionen anderer.

Larch
Bei Kritik und Tadel bricht mein ohnehin schwaches Selbstvertrauen völlig zusammen.

Pine
Bei Vorwürfen fühle ich mich sofort schuldig.

Vervain
Wenn ich Ungerechtigkeiten mitansehen muss, packt mich ohnmächtige Wut.

Überforderung

Elm
Meine Arbeit liegt wie ein unüberwindlicher Berg vor mir.

Hornbeam
Ich habe mich geistig verausgabt und bin jetzt müde und erschöpft.

Oak
Ich kenne keine Tiefpunkte, weil ich sie grundsätzlich übergehe.

Olive
Ich bin kräftemäßig vollkommen am Ende, ich kann nicht mehr.

Sweet Chestnut
Ich bin nervlich überfordert infolge früherer Verzweiflung.

Vervain
Ich überfordere mich fast ständig, weil ich aus Begeisterung keine Grenzen kenne.

Wild Oat
Es gibt so viele Möglichkeiten, ich weiß nicht, wo ich anfangen soll.

Überheblichkeit

Beech
Ich verurteile schnell und mache mich gern über die Fehler anderer lustig.

Rock Water
Ich fühle mich anderen in moralischem Sinn überlegen.

Vine
Ich bestimme, was getan wird. Wozu soll ich jemanden fragen!

Water Violet
Ich weiß, dass ich etwas Besseres bin. Andere halten mich deswegen für arrogant.

Unentschlossenheit

siehe Entscheidungen

Ungeduld

Cherry Plum
Ich stehe oft innerlich unter Druck und befinde mich ohne äußeren Anlass in Eile.

Impatiens
Ich bin sehr ungeduldig und ständig in Eile.

Vervain
Wenn ich von etwas begeistert bin, möchte ich es auch möglichst bald verwirklichen.

Ungerechtigkeit

Willow
Ich bin verbittert, weil mir ein Unrecht angetan wurde.

Vervain
Ich bin äußerst empört, wenn ich Ungerechtigkeiten sehe.

Unsicherheit

siehe Entscheidungen

Unzufriedenheit

Chicory
Ich bin unzufrieden, weil ich für meine Fürsorge nicht genügend Dank erhalte.

Holly
Ich bin ständig gereizt und grundlos unzufrieden.

Rock Water
Ich schaffe es nicht, meinen moralischen Ansprüchen zu genügen. Das erzeugt Frust.

Vervain
Ich habe sehr hohe Ansprüche an mich und bin daher ständig mit mir unzufrieden.

Water Violet
Mir ist hier alles zu alltäglich und banal; jemand wie ich hat Besseres verdient.

Willow
Ich bin verbittert, weil ich im Leben immer zu kurz komme.

Wild Oat
Ich bin unzufrieden, weil ich meine Lebensaufgabe noch nicht gefunden habe.

Verbitterung

Willow
Ich bin verbittert und fühle mich als Opfer. Es gelingt mir nicht, zu verzeihen.

Vergesslichkeit

Chestnut Bud
Ich bin ziemlich gedankenlos; mitten im Satz entfällt mir oft, was ich gerade sagen wollte.

Chicory
Ich leide öfter unter Gedächtnislücken und kann mich an vieles nicht mehr erinnern.

Clematis
Ich bin sehr vergesslich, weil ich viel vor mich hin träume und in Gedanken stets woanders bin.

Hornbeam
Ich vergesse öfters mal was, weil ich vollkommen übermüdet bin.

Verunsicherung

siehe Unsicherheit

Verzweiflung

Gorse
Ich bin nach so vielen Fehlschlägen ohne jede Hoffnung und glaube nicht mehr an Hilfe.

Star of Bethlehem
Ich habe einen seelischen Schock erlitten und komme nicht darüber hinweg.

Sweet Chestnut
Ich bin völlig verzweifelt und fürchte, an meinem Los zu zerbrechen.

Vorurteile

siehe Intoleranz

Vorwürfe

Beech
Ich neige zu Kritik und Tadel und nörgele gerne, auch wenn ich mich dadurch unbeliebt mache.

Chicory
Ich neige dazu, andere zu bevormunden, und reagiere beleidigt, wenn ich selbst getadelt werde.

Holly
Ich bin oft wütend und mache dann andere für meine Fehler verantwortlich.

Larch
Ich reagiere aus Mangel an Selbstvertrauen sehr empfindlich auf Kritik und Tadel.

Pine
Ich fühle mich bei Vorwürfen sofort schuldig.

Warten

CENTAURY
Ich bin sehr rücksichtsvoll und warte geduldig, auch wenn es manchmal zu meinem Nachteil ist.

CHERRY PLUM
Wenn ich warten muss, komme ich innerlich so in Druck, dass ich fürchte, durchzudrehen.

GENTIAN
Wenn mich jemand warten lässt, befürchte ich immer gleich, dass ich nicht mehr drankomme.

HOLLY
Es ärgert mich wahnsinnig, wenn ich warten muss.

IMPATIENS
Es fällt mir sehr schwer zu warten, da ich furchtbar ungeduldig bin.

ROCK WATER
Warten finde ich sehr ärgerlich, weil man doch pünktlich zu sein hat!

Zorn

siehe Ärger

Zuhören

siehe Gespräch

Weitere Möglichkeiten der Neuen Therapien

Aus der Beobachtung heraus, dass es für jede Hautzone eine einzige Bach-Blütenessenz gibt, die beim Auflegen charakteristische Veränderungen in der Aura (dem »Energiefeld des Menschen«) hervorruft und bei Anwendung am Kranken körperliche Beschwerden an dieser Stelle lindert oder gar heilt, begann Dietmar Krämer auch mit ätherischen Ölen und Edelsteinen zu experimentieren. Hierbei stellte sich heraus, dass auch bei ätherischen Ölen jeweils nur ein einziges Öl existiert, das auf einer bestimmten Zone stets die gleiche Wirkung zeigt wie die für diese Zone passende Bach-Blüte. Für Edelsteine gilt entsprechend dasselbe[12].

Auch ätherische Öle wirken auf den Hautzonen

Insgesamt prüfte er in Tausenden von Einzeltests über 200 verschiedene Essenzen auf Zonen sämtlicher Bach-Blüten an unterschiedlichen Versuchspersonen. Da es bei ätherischen Ölen erhebliche Qualitätsunterschiede gibt, die das Ergebnis beträchtlich verfälschen können, testete er nach anfänglichen Misserfolgen die Öle mehrerer Hersteller. Außerdem musste er Schwankungen zwischen den verschiedenen Anbauländern und die Verwendung teilweise unterschiedlicher Sorten bei der Herstellung der Essenz berücksichtigen. Dieselben Testreihen führte er auch mit Edelsteinen durch.

Der Einsatz von Edelsteinen

Krämer entwickelte zudem ein Verfahren, um Arzneimittelprüfung mit Edelsteinen (ähnlich wie in der Homöopathie) durchzuführen. Die Ergebnisse deckten sich im Wesentlichen mit dem, was bei den entsprechen-

12 Ausführliche Darstellung in Dietmar Krämer: *Esoterische Therapien 1.*

den Bach-Blüten bereits bekannt war. Dabei ergaben sich noch viele zusätzliche Indikationen, vor allem im körperlichen Bereich.

Übereinstimmungen zwischen Blütenessenzen, Aromaölen und Edelsteinen

Die praktischen Erfahrungen, die Krämer und seine Mitarbeiter in ihrer Praxis damit gewannen, bestätigten die Übereinstimmungen zwischen Blütenessenzen, Aromaölen und Edelsteinen. Es zeigte sich aber sehr schnell, dass es Unterschiede in der Wirkung gab, die vor allem in chronischen Fällen eine Rolle spielen. Bei einem akuten Problem ist es nahezu egal, ob dieses mit einem passenden Stein, Öl oder der Bach-Blüte behandelt wird. In chronischen Fällen muss aber das Problem auf derselben Ebene behandelt werden, in der die Blockade besteht, sonst führt die Behandlung nicht zu dem gewünschten Erfolg.

Einbeziehung der chinesischen Akupunkturlehre

Mit der Einbeziehung der chinesischen Akupunkturlehre eröffnete Krämer der Bach-Blütentherapie völlig neue Möglichkeiten. Dies führte gleichzeitig zu einem tieferen Verständnis der zwölf Bach-Blütenschienen, die in Beziehung zu den zwölf Meridianen der Akupunktur stehen. Mit Hilfe der Akupunkturdiagnostik ist es dadurch möglich, objektive Bach-Blüten-Diagnosen zu erstellen.

Farben, Klänge, Metalle

Die aus der praktischen Anwendung gewonnenen Erfahrungen bildeten die Basis für weitere Forschungen. Dabei ließen sich auf den Meridianen Zuordnungen von Farben, Klängen und Metallen zu den Bach-Blütenschienen mit derselben Methode austesten, mit der auch die Entsprechungen von Edelsteinen und ätherischen Ölen auf den Bach-Blüten-Hautzonen ausgetestet wurden. Hieraus ergaben sich völlig neue Anwendungsformen für Farben, Klänge und Metalle, die jetzt nach den Indikationen der Bach-Blütenschienen eingesetzt werden können[13].

Aufgrund der oben angeführten Entsprechungen entwickelte Krämer schließlich einen Bach-Blüten-Farbtest. Dieser basiert auf

13 Diese Thematik wird eingehend in Dietmar Krämer: *Esoterische Therapien 2* behandelt.

zwölf Farben, von denen sich jeweils eine auf eine Bach-Blütenschiene bezieht. Er bietet eine einfache Möglichkeit, Hinweise auf abgelehnte Seelenkonzepte zu erhalten, die aus dem therapeutischen Gespräch oft nur schwer erkennbar sind.

Anhang

Vortrag von Dr. Edward Bach am 24. 9. 1936 in Wallingford

Seit den urältesten Zeiten unserer Geschichte, so wissen wir, haben Pflanzen und Kräuter als Heilmittel Verwendung gefunden und soweit unsere Aufzeichnungen reichen, sehen wir, dass der Mensch den Glauben gehabt hat, in den Kräutern, in Wiesen, Tälern und Hügeln liege die Kraft, seine Krankheiten zu heilen. Hunderte von Jahren vor Christus waren die antiken Inder, Araber und andere Rassen Experten im Gebrauch der Gaben der Natur, auch die frühen Ägypter, später Griechen und Römer und man war es in nachlassendem Maße bis in unsere Zeit hinein.

Nun, es ist unwahrscheinlich, dass über Jahrtausende hinweg große Kulturen verschiedener Glaubensbekenntnisse und Hautfarben immer auf die Kräuter der Natur als Heilmittel vertraut, sie ständig studiert und gebraucht hätten, wenn dahinter keine große Wahrheit stünde.

In alten Zeiten waren es nicht nur die Ärzte auf dem Lande, die den Gebrauch von Heilkräutern pflegten und lehrten, sondern das Volk selbst besaß großes Wissen von ihren Eigenschaften und war in der Lage, sich bei vielen verschiedenen Störungen selbst zu helfen.

Unser Land – England – bildet keine Ausnahme, auch wenn der Einsatz natürlicher Heilmittel zum gegenwärtigen Zeitpunkt nicht so selbstverständlich ist; aber noch bis vor ein oder zwei Generationen – ja, in abgelegeneren, ländlichen Gebieten auch heute noch – hatte jeder Haushalt seinen Kräuterkasten und Rezepte für die Heilung der allgemein vorkommenden Krankheiten.

Im Laufe der letzten fünfhundert Jahre wurden in England verschiedene Bücher über die Heilkräuterkunde geschrieben; eines der letzten und berühmtesten ist Culpepers Werk, das vor rund dreihundert Jahren entstanden ist.

Dieses Buch finden Sie heute immer noch viel studiert und gebraucht und hochgeschätzt in ländlichen Haushalten auf den britischen Inseln und obgleich es die Beschreibung von mehr als 300 Pflanzen enthält – was zweifellos sehr viel Arbeit bedeutete –, ist der Glaube daran noch so lebendig, dass die Menschen sich die Mühe machen, es durchzuarbeiten und die meisten ihrer Beschwerden danach behandeln.

Im Laufe der Geschichte hat es Zeiten gegeben, in denen man Krankheit praktisch allein mit Kräutern erfolgreich behandelte; zu anderen Zeiten war die große natürliche Heilkunst fast ganz in Vergessenheit geraten – in einer solchen Zeit befinden wir uns heute. Aber es liegt im Wesen der Kraft der Natur, dass sie gewisslich wieder zurückkehren wird.

Wenn in alten Zeiten eine große Nation unterging, da schwand mit ihr das meiste ihres Wissens, aber heute, da Entdeckungen sogleich weltweit bekannt gemacht werden, besteht die Hoffnung, dass sich der Segen, der uns aus ihrer Wiederentdeckung erwachsen wird, auch weltweit verbreitet und somit immer in irgendeinem Lande sicher bewahrt bleibt. Die in diesem Vortrag zur Sprache kommenden Pflanzen sind, obgleich erst kürzlich entdeckt, schon in weiten Teilen der Welt in Gebrauch.

Gewiss müssen zu Zeiten, als die richtigen Heilkräuter bekannt waren und genutzt wurden, wunderbare Heilungen an der Tagesordnung gewesen sein und die Völker jener Zeiten waren sicher von sehr starkem Glauben erfüllt. Wäre dies nicht so gewesen, hätten der Ruf, der Glaube, das Vertrauen, dass Pflanzen Heilkräfte enthalten, nicht den Aufstieg und Fall von Königreichen und Weltreichen überdauert und immer wieder Verankerung im Denken der Menschen über die Jahrhunderte und Jahrtausende hinweg gefunden.

Die Behandlung mit den sauberen, reinen, schönen Mitteln der Natur ist mit Sicherheit die Methode, die die meisten von uns

anspricht und in der Tiefe unseres inneren Selbst gibt es gewiss etwas, das die Wahrhaftigkeit dieser Methode erkennt – etwas, das uns sagt: Dies ist die Heilweise der Natur und sie ist richtig.
Voll Vertrauen wenden wir uns um alles, was wir für unser Leben brauchen, an die Natur: Luft, Licht, Essen, Trinken und so weiter. Es ist recht unwahrscheinlich, dass in diesem großartigen Plan, in dem für alles gesorgt ist, dessen wir bedürfen, Mittel zur Heilung unserer Krankheiten und Nöte vergessen worden sind.
Wir sehen also, dass die Behandlung mit Pflanzen und Kräutern sich bis in die frühesten Zeiten der Menschheitsgeschichte zurückverfolgen lässt, dass sie über alle Jahrtausende hinweg ihre Wertschätzung und Nutzung überdauerte und in vielen Geschichtsepochen die wichtigste und fast einzige Heilweise überhaupt war.
Die hier vorgestellte Heilmethode hat im Vergleich zu anderen große Vorteile:

Erstens: Alle Heilmittel sind aus schönen Blumen, Sträuchern und Bäumen der Natur hergestellt und keines davon ist giftig oder kann schaden, ganz gleich, wie viel man von ihm eingenommen hat.

Zweitens: Es sind nur 38 Heilmittel an der Zahl, was bedeutet, dass es leichter ist, die richtigen auszuwählen, als es bei vielen verschiedenen Mitteln möglich wäre.

Drittens: Die Methode der Auswahl der zu verabreichenden Mittel ist so einfach, dass die meisten Menschen sie verstehen können.

Viertens: Die Heilungen, die damit erreicht wurden, sind so wunderbar, dass sie alle Erwartungen selbst derer übertrafen, die die Methode anwenden, und auch die der Patienten, die dadurch geheilt wurden.

Diese Heilmittel haben wieder und wieder Erfolge gezeigt in Fällen, in denen alle anderen Behandlungsmethoden versagt hatten, mit denen man es versuchte.
Doch nun, da ich Ihnen eine gewisse Vorstellung davon vermit-

telt habe, wie alt bewährt und geschätzt die großartige Heilweise durch Pflanzen ist, wollen wir zum wichtigsten Ziel dieser abendlichen Ansprache weitergehen.
Die wichtigste Absicht dieses Vortrages sind folgende beiden Punkte:

Erstens: Ihnen eine neue Methode der Heilkunst durch Pflanzen vorzustellen.

Zweitens: Soweit wie möglich jegliche Art Angst zu zerstreuen, die der eine oder andere unter Ihnen vielleicht vor der Krankheit hat.

Obschon es erst verhältnismäßig wenige Jahre her ist, dass die erste einer Reihe von schließlich 38 Heilpflanzen entdeckt wurde, die das Thema unseres Vortrages darstellen, hat sich in dieser kurzen Zeit erwiesen, dass unsere Pflanzen von den wunderbarsten Heilkräften durchdrungen sind. Diese Beweise erboten sich nicht nur in unserem Lande, nicht nur in Ländern auf dem europäischen Kontinent, sondern auch in so fernen Ländern wie Indien, Australien, Neuseeland, Amerika und so weiter. (...)
Denken Sie einmal darüber nach, was dies bedeutet. Fast in jeder Stadt, in jeder Ortschaft befinden sich Menschen unter uns, die in größerem oder geringerem Maße den Wunsch haben, anderen bei Krankheit helfen zu können, aber sie wurden durch Umstände davon abgehalten, Ärzte oder Krankenpfleger zu werden, und hatten dennoch das Gefühl, ihren inneren Wunsch, ihre Sendung verwirklichen zu können. Diese Heilpflanzen legen ihnen die Mittel in die Hand, im Kreise ihrer Familie, ihrer Freunde und ihrer Umgebung zu heilen.*
Neben ihrer sonstigen Beschäftigung können sie nun in ihrer Freizeit sehr viel Gutes tun – wie es viele schon heute leisten – und

* Dieses Buch soll nicht einer Verweigerung der Konsultation eines Arztes das Wort reden, auch kann hier keine Verantwortung für falsche, laienhafte Behandlungsweisen übernommen werden. (Anm. d. Hrsg.)

manche haben bereits ihren Beruf aufgegeben, um all ihre Zeit der Ausübung dieser Heilweise zu widmen.

Das bedeutet für jene, die schon immer diesen Wunschgedanken, dieses Ideal vor Augen hatten, Leiden zu lindern, dass es für sie nun möglich geworden ist, es zu verwirklichen, sei es nur im eigenen Haushalt oder auch in größerem Maßstabe.

Wieder möchte ich Ihnen einprägen, dass keinerlei wissenschaftliche Kenntnisse notwendig sind, um mit diesen Pflanzen zu heilen – nicht einmal der Name der Krankheit oder des Leidens ist wichtig. Was zählt, ist nicht die Krankheit, sondern der Patient. Es geht nicht darum, was der Patient hat. In Wirklichkeit ist es nicht die so genannte Krankheit, die es zu behandeln gilt, denn die gleiche Krankheit kann bei verschiedenen Menschen unterschiedliche Folgen verursachen.

Wenn die Krankheitszeichen bei allen Menschen die gleichen wären, dann fiele es leicht, die Krankheitsbezeichnung festzustellen, aber das ist nicht der Fall; aus diesem Grunde ist es in der medizinischen Wissenschaft häufig schwierig, den Beschwerden, unter denen der Patient leidet, einen Namen zu geben.

Es ist also nicht die Krankheit, die von Bedeutung ist, *es ist der Patient* und die Weise, in der er oder sie betroffen ist; hier liegt unser wahrer Schlüssel zur Behandlung.

Im alltäglichen Leben zeigt jeder von uns seinen eigenen Charakter. Dieser setzt sich zusammen aus unseren Vorlieben, unseren Abneigungen, unseren Vorstellungen, Gedanken, Wünschen, Sehnsüchten, der Art und Weise, wie wir andere behandeln, und so weiter.

Dieser Charakter nun ist nicht Teil unseres Körpers, sondern aus unserem Gemüt, und dieses ist der feinste und empfindlichste Teil von uns. So brauchen wir uns nicht zu wundern, dass das Gemüt sich mit seinen verschiedenartigen Stimmungen als erstes Anzeichen der Krankheit äußern wird und aufgrund seiner Empfindlichkeit im Erkrankungsfalle für uns eine viel deutlichere Richtlinie sein wird, als wenn wir uns allein auf den Körper verlassen würden.

Veränderungen in unserem Gemüt werden uns klar auf jenes

Heilmittel hinweisen, das wir brauchen, selbst wenn der Körper noch kaum eine Veränderung zeigt.
Doch nun wollen wir uns einigen der verschiedenen Möglichkeiten zuwenden, wie sich ein bestimmtes Leiden im Menschen auswirken kann.
Wir wissen alle, dass die gleiche Krankheit uns auf verschiedene Weise in ihren Griff bekommen kann. Wenn Tommy die Masern hat, wird er reizbar; Sissy dagegen wird vielleicht still und schläfrig; Johnny verlangt nach Zuwendung und Zärtlichkeit; Peter wird zum verängstigten Nervenbündel; Bobby möchte am liebsten allein gelassen werden und so weiter.
Nun, wenn die Krankheit sich so unterschiedlich auswirken kann, dann liegt es auf der Hand, dass es keinen Sinn hat, allein die Krankheit zu behandeln. Dann ist es besser, Tommy, Sissy, Johnny, Peter und Bobby zu behandeln und wieder herzustellen und die Masern sind weg.
Was ich Ihnen damit vor Augen führen will: Es sind nicht die Masern, die uns als Schlüssel zur Heilung dienen, sondern die Art und Weise, in der der kleine Patient betroffen ist. Die Stimmung des Kindes ist der genaueste Hinweis darauf, was der kleine Patient braucht.
Wie die Stimmungen uns auf die Behandlungsweise einer Krankheit hinweisen, so können sie uns auch als frühzeitige Warnung vor drohenden Beschwerden dienen und uns damit eine Möglichkeit geben, den Angriff zum Stillstand zu bringen.
Klein-Tommy kommt von der Schule nach Hause und ist ungewöhnlich müde, schläfrig, reizbar, verlangt nach Zuwendung oder will vielleicht in Ruhe gelassen werden und so weiter. Er ist nicht ganz »er selbst«, wie wir das manchmal nennen. Dann kommen vielleicht nette Nachbarn und sagen: »Tommy brütet etwas aus, wartet nur ab!« Aber warum abwarten? Wenn Tommy nach seiner Stimmung behandelt wird, ist er womöglich sehr bald nicht mehr »nicht ganz er selbst«, sondern »ganz der alte«, weil die Krankheit – welche auch immer –, die ihm drohte, nicht zum Ausbruch kommt oder, falls sie tatsächlich ausbricht, in so leichter Form, dass sie kaum wahrnehmbar ist.

Das gilt für uns alle: Vor fast allen körperlichen Beschwerden steht eine Zeit, in der wir uns nicht ganz fit oder ein wenig erschöpft fühlen. Zu diesem Zeitpunkt gilt es, unseren Zustand zu behandeln, wieder fit zu werden und zu verhindern, dass es zu Schlimmerem kommt.

Vorbeugung ist besser als Heilung und diese Heilmittel helfen uns wunderbar, wieder gesund zu werden und uns vor Angriffen von unangenehmen Dingen zu schützen.

So weit zu den frühesten Stadien der Erkrankung.

Jetzt wollen wir uns mit denen beschäftigen, die bereits einige Zeit krank sind, ja, vielleicht schon lange Zeit. Auch hier gibt es allen Grund zur Hoffnung, sei es auf Linderung oder Genesung. Lassen Sie niemals zu, dass jemand die Hoffnung auf Genesung aufgibt.

Lassen Sie auch nicht zu, dass jemand durch den Namen, den man einer Krankheit gegeben hat, erschreckt wird; was ist schließlich ein Name? Es gibt keine Krankheit, die an sich unheilbar ist. Das bestätigen alle jene, die an solchen Krankheiten litten, deren Namen am gefürchtetsten und berüchtigtsten sind und wieder gesund geworden sind. Wenn das einigen Patienten gelungen ist, dann kann es auch anderen gelingen. Gelegentlich braucht es weniger Zeit, eine so genannte schreckliche Krankheit bei dem einen zu heilen als eine weniger ernste bei einem anderen. Das hängt mehr vom Einzelnen ab als von der Krankheit.

Nun, das Behandlungsprinzip für lange bestehende Krankheiten ist genau dasselbe wie bei kurzfristigen, leichten oder gar nur drohenden Erkrankungen. Bei einer schon lange dauernden Krankheit besitzen wir nämlich immer noch unseren Charakter, unsere Wünsche, Hoffnungen, Vorstellungen, Vorlieben oder Abneigungen.

Wiederum ist also nichts weiter notwendig, als zu beobachten, wie ein Patient von der Krankheit betroffen ist – sei es Niedergeschlagenheit, Hoffnungslosigkeit, je wieder gesund zu werden, Angst vor einer Verschlimmerung, Reizbarkeit, Verlangen nach Gesellschaft, der Wunsch, allein gelassen zu werden, oder etwas anderes –, und dann die Heilmittel auszuwählen, die für die jeweilige Stimmungslage passen.

Auch hier ist es geradezu wunderbar zu beobachten, dass die Krankheit – wie schon im Falle der drohenden Erkrankung – gar nicht mehr zum Zuge kommt, wenn wir erreichen können, dass der Patient wieder ganz er selbst ist. In Fällen lange anhaltender Krankheit gilt also: Wenn die verschiedenen Stimmungsveränderungen – Depressionen, Angst etc. – verschwinden, der Patient sich also innerlich besser fühlt, wieder mehr er selbst ist, dann geht damit auch die Krankheit von ihm, ganz gleich, welche es ist.

Es gibt noch eine andere Kategorie von Patienten: Sie sind nicht im üblichen Sinne des Wortes krank, aber trotzdem fehlt ihnen immer irgendetwas, das vielleicht nichts Ernstes ist, aber immer noch ernst genug, um ihnen das Leben von Zeit zu Zeit zur Last werden zu lassen; diese Patienten wären dankbar, wenn man sie von ihren Beschwerden befreien könnte. Meistens haben sie schon die verschiedensten Dinge ausprobiert, um sich ihrer Schwierigkeiten zu entledigen, konnten aber bisher keine Heilung erlangen.

Zu diesen Patienten gehören jene, die häufig Kopfschmerzen haben; andere leiden jedes Jahr unter schweren Erkältungen, wieder andere z. B. unter Katarrhen, Gelenkrheuma-Anfällen, Verdauungsstörungen, Augenschmerzen, Asthma, leichten Herzrhythmusstörungen oder Schlaflosigkeit.

Welch eine Freude ist es doch, solchen Menschen, die oft schon damit rechneten, ihre Beschwerden den Rest des Lebens ertragen zu müssen, Linderung zu verschaffen, besonders, wenn sie fürchteten, dass ihre Symptome mit der Zeit schlimmer würden. Solche Fälle können geheilt werden und sehr häufig setzt die Besserung schon bald nach Beginn der Behandlung ein.

Schließlich gibt es noch eine weitere Art von Patienten. Sie sind ganz gesund, bei Kräften und wohlauf, haben aber dennoch ihre Schwierigkeiten.

Solche Menschen spüren, dass ihre Arbeit oder ihre Rolle erschwert wird durch Faktoren wie z. B. Überängstlichkeit, es recht zu machen, oder sie sind übereifrig und belasten und erschöpfen sich selbst. Andere haben Angst zu versagen und bilden sich ein, nicht so schlau zu sein wie die Übrigen. Anderen fällt es schwer, sich zu entscheiden, einige fürchten, dass ihren Lieben etwas zustoßen könnte, oder befürchten immer das Schlimmste, auch wenn überhaupt kein Anlass dazu besteht. Wieder andere sind überaktiv, ruhelos und anscheinend nie im Frieden, andere sind zu sensibel, empfindlich, scheu, nervös und so weiter. All diese Dinge – auch wenn man sie nicht als Krankheiten bezeichnen würde – machen die Menschen unglücklich, aber sie alle können korrigiert werden und dann kommt erneute Freude ins Menschenleben.

Wir sehen also, wie wirksam die Heilkraft des richtigen Krautes ist, nämlich nicht nur, um uns kräftig zu erhalten und vor Krankheit zu schützen, nicht nur, um die drohende Erkrankung abzuwehren, nicht nur, um uns Linderung und Heilung zu schenken, wenn wir in Not oder Krankheit sind, sondern sogar, um uns inneres Glück und Frieden zu bringen, die fehlen, auch wenn unsere körperliche Gesundheit allem Anschein nach unbeeinträchtigt ist.

Abermals sei ganz klar festgestellt: Sei es ein Erschöpfungszustand, eine Gemütsverstimmung, eine drohende, akute oder lange bestehende Krankheit, was zu behandeln ist – das Prinzip ist immer das Gleiche: BEHANDELE DEN PATIENTEN. Behandele den Patienten nach seiner Stimmung, nach seinem Charakter, seiner Persönlichkeit, dann kannst du nichts falsch machen.

Denken Sie noch einmal an die Freude für jene, die so gerne etwas tun möchten für alle, die krank sind: Jetzt sind sie imstande, selbst denen Hilfe zu bringen, für die die medizinische Wissenschaft nichts mehr tun kann; nun ist ihnen das Mittel in die Hand gelegt, Heiler ihrer Nächsten zu sein.

Halten Sie sich aber auch vor Augen, wie sehr sich unsere eigenen Aussichten verändern, wie Ängste schwinden und Hoffnung wächst.

Dieses Heilungswerk wurde frei geschaffen, veröffentlicht und verbreitet, damit Menschen wie Sie sich selbst helfen können, wenn sie krank sind, um sich gesund und bei Kräften zu erhalten. Es verlangt keine Wissenschaft, sondern nur ein wenig Kenntnis und Mitgefühl sowie Verständnis des menschlichen Wesens, was die meisten von uns in der Regel besitzen.

Alphabetisches Verzeichnis der einzelnen Blüten mit ihren deutschen und lateinischen Bezeichnungen

Englischer Blütenname	Deutscher Blütenname	Botanischer Name
1. Agrimony	Odermennig	Agrimonia eupatoria
2. Aspen	Espe oder Zitterpappel	Populus tremula
3. Beech	Rotbuche	Fagus sylvatica
4. Centaury	Tausendgüldenkraut	Centaurium umbellatum
5. Cerato	Bleiwurz oder Hornkraut	Ceratostigma willmottiana
6. Cherry Plum	Kirschpflaume	Prunus cerasifera
7. Chestnut Bud	Knospe der Rosskastanie	Aesculus hippocastanum
8. Chicory	Wegwarte	Cichorium intybus
9. Clematis	Gemeine Waldrebe	Clematis vitalba
10. Crab Apple	Holzapfel	Malus pumila
11. Elm	Ulme	Ulmus procera
12. Gentian	Herbstenzian	Gentiana amarella
13. Gorse	Stechginster	Ulex europaeus
14. Heather	Gemeines Heidekraut	Calluna vulgaris
15. Holly	Stechpalme	Ilex aquifolium
16. Honeysuckle	Echtes Geißblatt	Lonicera caprifolium
17. Hornbeam	Weißbuche oder Hainbuche	Carpinus betulus
18. Impatiens	Drüsentragendes Springkraut	Impatiens glandulifera
19. Larch	Lärche	Larix decidua
20. Mimulus	Gefleckte Gauklerblume	Mimulus guttatus
21. Mustard	Wilder Senf	Sinapis arvensis
22. Oak	Eiche	Quercus robur
23. Olive	Olive	Olea europaea
24. Pine	Gemeine Kiefer, Föhre	Pinus sylvestris
25. Red Chestnut	Rote Kastanie	Aesculus carnea
26. Rock Rose	Gelbes Sonnenröschen	Helianthemum nummularium
27. Rock Water	Wasser aus heilkräftigen Quellen	
28. Scleranthus	Einjähriger Knäuel	Scleranthus annuus
29. Star of Bethlehem	Doldiger Milchstern	Ornithogalum umbellatum
30. Sweet Chestnut	Edelkastanie oder Esskastanie	Castanea sativa
31. Vervain	Eisenkraut	Verbena officinalis
32. Vine	Weinrebe	Vitis vinifera
33. Walnut	Walnuss	Juglans regia

34. Water Violet	Sumpfwasserfeder	Hottonia palustris
35. White Chestnut	Rosskastanie oder Weiße Kastanie	Aesculus hippocastanum
36. Wild Oat	Waldtrespe	Bromus ramosus
37. Wild Rose	Heckenrose	Rosa canina
38. Willow	Gelbe Weide	Salix vitellina

Dank

Wir danken Peter Latsch vom Isotrop Versand für die freundliche Überlassung der botanischen Beschreibungen der Bach-Blüten, ebenso Dietmar Krämers Mitarbeiterinnen Martina Gräf, Ruth Scheppach, Sigrid Sailer und Madeleine Meuwessen für die Ausarbeitung der anschaulichen Fallbeispiele aus ihren Praxen.
Dem Aquamarin-Verlag danken wir für die Genehmigung zum Abdruck des Vortrags von Dr. Edward Bach aus: *Gesammelte Werke. Von der Homöopathie zur Bach-Blütentherapie.* Vortrag in Wallingford. Grafing 1988, S. 21–28.

Literaturverzeichnis

Edward Bach: *Gesammelte Werke.* Aquamarin 1988

Edward Bach: *Die nachgelassenen Originalschriften.* Hrsg. Judy Howard und John Ramsell. Irisiana 1991

Julian Barnard: *Blüten für die Seele.* Integral 1989

Julian & Martine Barnard: *Das Bach-Blüten Wunder.* Heyne 1989

Judy Howard: *The Story of Mount Vernon, Home of the Bach flower.* Wallingford-on-Tharnes, Oxfordshire ^{4}1991

Dietmar Krämer: *Neue Therapien mit Bach-Blüten 1.* Ansata ^{9}1995

Dietmar Krämer/Helmut Wild: *Neue Therapien mit Bach-Blüten 2.* Ansata ^{9}1996

Dietmar Krämer: *Neue Therapien mit Bach-Blüten 3.* Ansata ^{5}1996

Dietmar Krämer: *Esoterische Therapien 1.* Ansata ^{2}1995

Dietmar Krämer: *Esoterische Therapien 2.* Ansata 1996

Ilse Maly: *Blüten als Chance und Hilfe.* Droemer Knaur 1994

Nora Weeks: *Edward Bach.* Irisiana ^{3}1993

Irmgard Wenzel: *Blütentherapie nach Dr. Bach.* Falken ^{3}1996

Bezugsquellen

Bach-Blütenessenzen und Healing Herbs von Julian Barnard:

MEGs Internationaler Bach-Blüten- und Essenzenfachhandel SCCI
B.P. 12
F-67161 Wissembourg
Info-Tel. (D) 0 72 44/60 94 86
Fax (D) 0 72 44/60 94 87
E-Mail: megsfairsand@compuserve.com
Internet: www.bach-bluetenessenzen.de

Gaissberg-Versand:
Gilbert Walz
Bahnhofstraße 13 a
CH-8580 Amriswil
Tel.: (071) 411 30 33
Fax: (071) 411 30 34
E-Mail: gaissberg-versand@freesurf.ch

Zubehör für die Bach-Blütentherapie

Leere Fläschchen, Pipettenverschlüsse, neutrale Salbengrundlage;
Bücher, Wandkarten, Software
bei:
Isotrop-Versand
Frankfurter Str. 155
D-65520 Bad Camberg
Tel. + Fax: (0 64 34) 54 55
E-Mail: info@isotrop.de
Internet: www.isotrop.de

Internationales Zentrum für Neue Therapien

Das Internationale Zentrum für Neue Therapien mit Bach-Blüten, ätherischen Öhlen und Edelsteinen (C.I.N.T.)
wurde gegründet, um

- die »Neuen Therapien« einer breiten Öffentlichkeit vorzustellen,
- für interessierte Laien Vorträge und Workshops anzubieten,
- Therapeuten eine fundierte Ausbildung zu ermöglichen und
- dem Erfahrungsaustausch unter Praktizierenden zu dienen.

Die Neuen Therapien basieren auf der langjährigen praxisorientierten Forschung von Dietmar Krämer. Sie beinhalten im Einzelnen:

- Entdeckung der Topographie seelischer Reflexzonen (Bach-Blüten Hautzonen)
- Neue Diagnose- und Therapieansätze in der Bach-Blütentherapie, die im Wesentlichen auf den neu entdeckten Beziehungen der Blüten zueinander (Schienen) beruhen
- Erarbeitung der Zusammenhänge zwischen Bach-Blütenschienen und Akupunkturmeridianen
- Entdeckung neuer seelischer Diagnose- und Therapiepunkte (Mondlinienpunkte), die eine feinstofflichere Entsprechung der Akupunkturmeridiane darstellen
- Erforschung der Beziehungen von ätherischen Ölen und Edelsteinen zu den Bach-Blüten, die jetzt nach den einfachen Indikationen der Bach-Blüten eingesetzt werden können
- Erforschung der Beziehungen von Farben, Klängen und Metallen zu den Bach-Blütenschienen, Akupunkturmeridianen und Mondlinien

- Erstmalige Arzneimittelprüfungen an Edelsteinen im Sinne der Homöopathie
- Grundlagenforschung im Bereich der Chakren und Entdeckung der Chakra-Austrittspunkte
- Erforschung der Zusammenhänge zwischen Chakren und Akupunkturmeridianen und Entdeckung der wichtigsten, bislang noch unbekannten Funktion der Chakren – der Kontrolle des so genannten Kontrollzyklus über die Fünf Elemente in der chinesischen Medizin
- Erarbeitung neuerer Diagnose- und Therapiemethoden für die Chakren, u. a. die Beschallung mit speziellen Klängen und die Anwendung von Metallen auf Eintritts- und Austrittspunkten u. a. m.

Derzeit arbeitet das Internationale Zentrum für Neue Therapien in sechs Ländern und in drei Sprachen. Verantwortlich für die einzelnen Länder sind die lokalen Zentren in Hanau/Deutschland, Merate/Italien und Badhoevedorp/Holland. Die deutschsprachige Kontaktadresse finden Sie im nachfolgenden Abschnitt über die vom Internationalen Zentrum veranstalteten Seminare.

Internet

Das Internationale Zentrum ist mit folgender Seite im Internet vertreten:
www.dietmar-kraemer.de

Ausführliche Informationen zu den oben genannten Themen können auch kostenlos über die Internet-Seite von Dietmar Krämer abgerufen werden. Die Adresse lautet:
www.sanfte-therapien.de

Mailingliste

Daneben betreibt das Zentrum eine Mailingliste zum Thema Bach-Blütentherapie, die kostenlos über E-Mail bezogen werden kann. Die Kontaktanschrift lautet:
info@dietmar-kraemer.de

Seminare

Das komplette Ausbildungsprogramm »Neue Therapien nach Dietmar Krämer« beinhaltet sieben Seminareinheiten, bestehend aus vier Wochenendkursen und drei Tagesworkshops. Neben dem in diesem Buch vorgestellten Themenkomplex werden hierbei auch weitere Diagnose- und Behandlungsverfahren vermittelt, die als Ergänzung zur Bach-Blütentherapie hilfreich und in der Behandlung chronischer Erkrankungen für viele Praktiker inzwischen unentbehrlich geworden sind.
Hierzu gehören:

- Der Bach-Blüten-Farbtest als wertvolle Hinweisdiagnostik
- Sensitive Diagnose über die Aura zum Auffinden gestörter Bach-Blüten-Hautzonen
- Anwendungen von Ölen und Edelsteinen auf Bach-Blüten-Hautzonen
- Grundlagen der chinesischen Akupunktur zum Verständnis der tieferen Hintergründe der Bach-Blütenschienen
- Psychosomatische Diagnose- und Therapiepunkte als objektives Diagnoseverfahren in der Bach-Blütentherapie
- Einbeziehung der Chakren in diagnostische und therapeutische Maßnahmen
- Ergänzende Behandlungsmethoden mit Farben, Klängen und Metallen in therapieresistenten Fällen

Kontaktanschrift:
Internationales Zentrum für Neue Therapien
Postfach 1712
D-63407 Hanau
Fax: (0 61 81) 2 46 40
E-Mail: info@dietmar-kraemer.de

Der erste Band mit neuen Gesichtspunkten und Forschungsergebnissen über die Bach-Blüten

Dietmar Krämer
NEUE THERAPIEN MIT BACH-BLÜTEN 1

Beziehungen der Blüten zueinander /
Innere und äußere Blüten /
Auswertung anhand der zwölf Schienen
Ganzleinenband mit vielen Tabellen, 232 Seiten
ISBN 3-7787-7067-5

Die Bach-Blütentherapie, obwohl 60 Jahre alt, hat erst in den letzten Jahren den ihr gebührenden Platz in der Naturheilkunde eingenommen. Obgleich Jahr für Jahr viele Bücher zu diesem Thema erschienen sind, kamen nur wenige wirklich neue Gesichtspunkte dazu.

Eine große Ausnahme macht hier das vorliegende Werk von Dietmar Krämer. Als Sensitiver beschreibt er aufgrund praktischer Erfahrung und intuitiver Forschung therapeutische Konsequenzen, die der Bach-Blütentherapie neue Möglichkeiten eröffnen, und zwar nicht nur hinsichtlich der Diagnose, sondern auch bezüglich der Anwendung der Blüten.

Der erste Band beschreibt ein Therapiekonzept, das Ordnung in die 38 verschiedenen Blüten bringt und damit die Diagnose wesentlich erleichtert und vereinfacht. Über die Beziehungen der Blüten zueinander läßt sich erkennen, welche mehr die oberflächliche Seite des Problems und welche die tiefere Ursache abdeckt. Die Auswertung anhand der Schienen dient hierbei zur Orientierung, wo sich im Bewußtsein des Kranken die inneren Konflikte befinden, und zeigt den zu beschreitenden therapeutischen Weg auf.

Das Werk enthält einen therapeutischen Fragebogen, der bei jeder Frage die möglichen Blüten unter Angabe ihrer Kurzcharakteristik zur Differenzierung ausweist. So ist es schon dem Anfänger möglich, bereits ohne große Kenntnisse der einzelnen Blüten Diagnosen zu erstellen. Diagnostische Hilfsmittel wie die Partnerdiagnose und die Diagnose anhand der Organsprache erleichtern die Wahl der richtigen Blüten. Die Astrologische Diagnose läßt ebenfalls tieferliegende seelische Konflikte erkennen, wobei hier mit dem neuen ganzheitlichen Therapiekonzept nicht nur wie bisher 12, sondern 32 Blüten in die Diagnose miteinbezogen werden können.

Wie die Bach-Blütenheilmittel noch einfacher, schneller und wirkungsvoller eingesetzt werden können

Dietmar Krämer / Helmut Wild
NEUE THERAPIEN MIT BACH-BLÜTEN 2

Diagnose und Behandlung über die Bach-Blüten Hautzonen.
Mit einem topographischen Atlas
Leinen mit Schutzumschlag, 14 × 21 cm
320 Seiten, mit 200 Abbildungen
ISBN 3-7787-7068-3

Den beiden sensitiven Autoren dieses Buches ist es gelungen, durch die Diagnose und Therapie über die neu gefundenen Bach-Blüten Hautzonen eine Behandlung mit den Blütenheilmitteln noch einfacher und wirkungsvoller zu machen, mit der auch Nichtsensitive erfolgreich arbeiten können, sei es im Heilberuf oder als Laie zur Selbsthilfe.

Jedem Bach-Blütenmittel lassen sich nämlich Zonen auf der Hautoberfläche zuordnen, da bei bestimmten Gemütszuständen Veränderungen in der energetischen Struktur auftreten, die oft von Schmerzen und Sensibilitätsstörungen begleitet werden. Die so gefundenen Bach-Blüten Hautzonen sind auf etwa 200 Zeichnungen genau lokalisiert. Die in Frage kommenden Blütenmittel lassen sich daher direkt vom Körper ablesen.

Durch Anwendung der entsprechenden Blüten in Form von Umschlägen direkt auf die gestörten Zonen läßt sich die Wirkung enorm steigern. Nicht nur negative Gemütszustände lassen wesentlich schneller nach als bei der Einnahme in Form von Tropfen, sondern auch bei körperlichen Beschwerden bessert sich der Zustand häufig unmittelbar nach Aufbringung der Blüten auf die Haut. So können seelische Probleme, z. B. Schuldgefühle, genau dort behandelt werden, wo sie sich körperlich manifestieren. Auch vorbeugende Behandlungen über die Hautzonen sind möglich.

Die Bach-Blütentherapie ist nicht nur eine wertvolle Seelenhygiene zur Harmonisierung der Psyche, sondern kann jetzt durch die Erkenntnisse zweier sensitiver Praktiker auch als eine eigenständige Behandlung körperlicher Beschwerden eingesetzt werden, wie es auch Edward Bachs Anliegen war.

Neue, in der täglichen Praxis getestete Diagnose- und Behandlungshinweise mit Bach-Blüten

Dietmar Krämer
NEUE THERAPIEN MIT BACH-BLÜTEN 3

Akupunkturmeridiane und Bach-Blüten
Beziehungen der Schienen zueinander
Bach-Blütenbehandlung von Kindern
Ganzleinenband mit vielen Abbildungen, 320 Seiten
ISBN 3-7787-7069-1

Der Abschlußband der »Neuen Therapien mit Bach-Blüten« beschreibt im ersten Teil die Entsprechungen zwischen Bach-Blütenschienen und den Meridianen der Akupunktur. Der Autor zeigt anhand von übereinstimmenden Symptomen, daß die Bach-Blütenschienen und Akupunkturmeridiane Manifestationen ein und desselben Prinzips auf zwei verschiedenen Schwingungsebenen darstellen, was mit einer Fülle von neuen diagnostischen und therapeutischen Praxishinweisen dokumentiert wird.

Aus den in der Akupunktur bekannten Wandlungszyklen leitet der erfahrene Praktiker die Beziehungen der Bach-Blütenschienen zueinander ab, die eine Therapie mit ganzen Schienen zur Steigerung der Wirkung der Blüten erlauben. Diese neue Anwendungsform stellt in akuten Fällen und bei der Behandlung von Kindern eine wesentliche Vereinfachung der Methode dar.

Neu gefundene Test- und Therapiepunkte (Mondlinienpunkte) ermöglichen eine objektive Blüten-Diagnose und erleichtern die Wahl der in Frage kommenden Schienenkombinationen. Mit der Entdeckung der Mondlinien erhielt der Autor den Beweis für die Richtigkeit seiner Annahmen und die Möglichkeit, die Nahtstelle zwischen Bach-Blütenschienen und Akupunkturmeridianen direkt zu behandeln.

Der zweite Teil gibt wichtige Hilfestellungen bei der Blütenbehandlung von Kindern. Ein speziell entwickelter Kinderfragebogen vereinfacht die Diagnose, und Beispiele zeigen, wie Einflüsse während der Schwangerschaft und Geburt sowie der Umgebung exakte Hinweise auf benötigte Schienen geben können.

Das Buch enthält weitere, in der täglichen Praxis getestete Diagnose- und Behandlungshinweise sowie zahlreiche Fallbeispiele. Der Autor dokumentiert ferner Zusammenhänge von typischen Träumen nach Einnahme der Blütenmittel und beantwortet viele Fragen zur Bach-Blütentherapie.